人脑与人工智能

HUMAN BRAIN & ARTIFICIAL INTELLIGENCE

主编 高建群 田莉

上海科学技术出版社

参编人员

（按姓氏笔画排序）

成 琦　　澳大利亚新南威尔士大学附属利物浦医院

朱忠攀　　同济大学电子与信息工程学院
　　　　　上海自主智能无人系统科学中心

刘 琦　　同济大学生命科学与技术学院

刘秀云　　天津大学精密仪器与光电子工程学院
　　　　　天津大学医学工程与转化医学研究院

杨 跃　　澳大利亚悉尼大学大脑与心智研究中心

汪待发　　北京航空航天大学生物与医学工程学院

沈 超　　西安交通大学自动化科学与工程学院
　　　　　智能网络与网络安全教育部重点实验室（西安交通大学）

陈小刚　　中国医学科学院生物医学工程研究所

陈旭波　　上海理工大学附属市东医院

黄 佳　　同济大学材料科学与工程学院
　　　　　上海自主智能无人系统科学中心

蔚鹏飞　　中国科学院深圳先进技术研究院脑认知与脑疾病研究所

人工智能拓展人类想象的边界

　　自 20 世纪初人类开始对人工智能（artificial intelligence，AI）进行探索以来，AI 的发展历经了数次寒冬又数次复苏，再到无序生长和暴发式发展。自人工智能之父 Alan Mathison Turing 建立了数学逻辑与实体机器的联系以来，人机交互、机器学习、模式识别、智能机器人等技术的不断更新迭代，为人类社会带来了无数的惊喜，而人工智能技术也已从最初的科学幻想进入如今的技术暴发阶段。《人脑与人工智能》这本书聚焦当前人工智能领域技术热点，如人类与人工智能如何协同工作，如何通过 AI 技术赋能现有生产力及解放人类的时间，等等。当前，生成型人工智能引起了全球的广泛关注与极大兴趣，它利用大型数据进行训练并最终生成与训练数据相似的新内容，目前最火热的 GPT 模型当属智能聊天机器人程序 ChatGPT。自 2018 年 OpenAI 推出初代 GPT 模型以来，各大企业竞相角逐，相继推出多款模型和产品，如百度的文心一言、阿里巴巴的通义千问、华为的盘古等。而人工智能技术在家居、医学、航空航天领域的不断渗透，也使智能技术成为我们日常生活中不可或缺的一部分。目前，研究人员正在利用类脑器官技术进行新的脑机接口的开发，甚至构建整个大脑的概率生成模型（WB-PGM），以期实现终身学习的通用型人工智能技术开发。

　　当前的人工智能技术仍面临诸多的挑战，还有许多瓶颈问题需要解决，比如大样本量的数据需求，对数据的来源、真实性和安全性等提出了极高的要求；数据使用安全及伦理问题也受到越来越多的关注。本书全面阐述了当前人工智能发展过程中面临的挑战，希望借此抛砖引玉，引起相关专业研究人员和读者的关注与思考。

人工智能已成为人类历史上极具革命性的技术之一，深刻地影响着人类文明和生产方式，正在推动人类社会进入下一个高智能时代。不断更新迭代的人工智能技术，将成为未来数十年的产业新风口，该领域新的突破和发展将不断拓宽我们的思维边界，为人类社会带来更多的福音。

明东

天津大学副校长，教授

国家健康医疗大数据研究院院长

智能医学工程教育部工程研究中心主任

人工智能为精准医疗强势赋能

从习近平总书记提出工业 4.0 的"机器人革命"到国务院《关于积极推进"互联网 +"行动的指导意见》和"十八届五中全会"把人工智能作为主要议题之一，人工智能掀起了一轮又一轮技术创新浪潮和新的产业革命。2020 年，国家发展和改革委员会更是宣布将人工智能纳入国家重点支持的学科专业清单。人工智能正在越来越多地参与医学、航空航天等高精尖领域。最近，ChatGPT 在网络上的被关注度居高不下，这一话题又使大家对人工智能的探讨热度迅速升温。人工智能是国际科技创新的新热点，同时也是各国争相发力争夺的制高点。

随着经过训练专注执行特定任务的狭义人工智能的不断发展，更接近人类智能的通用型人工智能和超级智能已被提出。虽然这些概念尚处于理论阶段，无实际的应用，但在发展过程中也进一步推动了神经科学中许多奥秘的探索。医学人工智能将催生出全新的医学理念和医疗模式，人工智能在医学影像学的自动图像诊断、疾病的初筛和预警、机器人辅助手术等方面都已得到了大力发展。这些都为"精准医疗"强势赋能、保驾护航，同时助力"健康中国 2030"目标的实现，对建立起高度智能的全民医疗服务体系具有重要意义。

人工智能正在以前所未有的速度发展，对未知领域的探求也从未停下脚步。我们期待以一种全新的方式让更多人更好地理解人工智能，用好人工智能，让人工智能更好地为我们服务，成为我们思想和行动的一个延展工具，在人工智能的时代潮流中找到自己的定位，去探索未来的世界，获得更多的福祉。

希望《人脑与人工智能》这本书在人脑与人工智能融合研究的发展道路上为我们提供一些新的启示和参考。

人工智能的未来会如何？这是需要你我共同谱写的篇章！

潘毅

深圳理工大学计算机科学与控制工程院院长，讲席教授
中国科学院深圳先进技术研究院首席科学家

AI 是科技革命和产业变革的重要驱动力

　　人工智能是研究用于模拟、延伸和扩展人类智能的理论、方法、技术及应用系统的一门新兴技术科学，已成为新一轮世界科技革命和社会产业变革的重要驱动力量。全球高度重视人工智能的发展，美国、日本和欧洲的发达国家或地区纷纷制订了一系列支持政策及战略规划，全面推动人工智能科学基础研究与工程技术应用加速发展。近年来，从 AlphaGo 打败世界围棋冠军到 AlphaFold 预测 98.5% 的人类蛋白质结构，从 ChatGPT 语言大模型"上知天文、下知地理、对答如流"，到人形机器人奔跑、跳跃、发育、进化，新一代人工智能创新发展的速度瞬息千里，赋能各学科交叉及产业技术升级的"头雁"带动效应日益凸显。

　　我国高度重视人工智能科技创新的重大战略意义，习近平总书记多次发表重要论述，为国家人工智能发展把脉定向，国务院印发了《新一代人工智能发展规划》，构筑了我国人工智能创新发展科技体系，全面支撑科技、经济、社会发展和国家安全。为贯彻落实国家发展新一代人工智能的决策部署，需聚焦人工智能重大科学前沿问题，突破人工智能基础机制、模型和算法瓶颈。脑科学、神经科学与人工智能的交叉发展，是突破人工智能前沿基础理论难题的重要举措。类脑智能计算理论也被列为《新一代人工智能发展规划》的八大基础理论之一。在此背景下，《人脑与人工智能》这本书的出版适逢其会，引人入胜。

经过几十万年的进化，人脑已成为生物智能中结构最复杂、功能最强大的信息系统。与人脑相比，当前人工智能仍然存在着很大差距。人脑与人工智能交叉领域的科学家从未停止对人脑的探索及对其运行机制的模仿，《人脑与人工智能》这本书为我们提供了一个探索人脑与人工智能奥秘的全新视角，较为系统地梳理了人脑与人工智能千丝万缕的联系，既向大众科普了人工智能与人脑的相关知识，又为"AI+医学"学科交叉领域的学者提供一些新的启示和参考。希望这本书能够激发更多的人热爱智能科学与技术，探索人脑与人工智能的未来。

何斌

教授，博士生导师
同济大学电子与信息工程学院
上海自主智能无人系统科学中心
国家人工智能 2030 重大项目首席科学家

什么是智能？智能被定义为学习、理解、处理、尝试新事物的能力，或者从大量信息中提取相关信息、组合相关数据并得出逻辑正确的结论的能力。从分子生物学水平到细胞水平，从组织和全脑水平到系统水平，对人类大脑不同层面的研究，为人工智能模型的构建打下了重要的基础。当前的研究还着重关注神经元活动和脑血流之间存在的密切的时间和空间联系。伴随着功能性磁共振成像（fMRI）、功能性近红外光谱成像（fNIRS）等技术的发展，神经血管耦合过程的可视化已经达成。多通道／多核 11.74T MRI 获得的超高分辨率的大脑图像更是比传统的 1.5T MRI 图像精细近十倍。未来，在人工智能的辅助下，这些新技术和新方法都将为研究大脑提供有利条件。

随着对人工智能开发需求和要求的日益增长，我们在期待人工智能给我们带来更多惊喜的同时，也越来越多地思考人工智能在开发和使用过程中出现的种种问题及面临的诸多挑战。本人有幸主编《人脑与人工智能》这本书，尽管人工智能近年来在许多方面都取得了重大突破，但世界上最灵活、最高效的信息处理器仍然是人类的大脑，人工智能是人类智慧开发而来的产物，它和人脑之间依然存在着巨大的差异，比如缺乏自主学习能力、无法灵活地适应环境等。人类智能可以根据不完整和不断变化的信息快速做出决策，但今天的许多人工智能只有在经过精心标记的数据训练后才能工作，当有新信息可以使用时，通常需要完整的再培训才能将其纳入其中。这些方面的突破，还需要从包括人脑在内的生物脑的不断研究中寻求答案。此外，人工智能开发过程中还出现了种种伦理学上的问题，也值得我们不断探讨与深思。

我们也在不断问自己：人工智能会患精神病吗？人工智能有纠偏机制吗？我们会成为有意识的机器吗？人脑是人工智能理想的模型吗？人工智能收集的数据会有偏向性吗？如何在大数据下保护我们的隐私……

当人工智能应用于临床诊疗时，患者的隐私、安全性、公平性、自主性，以及 AI 参与临床诊疗流程的透明度和问责机制等医学伦理问题，也成为本书关注和讨论的问题。对于什么任务，在何种条件下，可以安全地将决定留给人工智能，何时需要人类判断？我们如何利用人类和人工智能各自的优势？如何有效地部署人工智能系统来补充和补偿人类认知的固有约束（反之亦然）？我们应该追求达到人类智能水平的人工智能仪器作为"合作伙伴"，还是应该更专注于用人工智能突破人类的局限性？让我们拭目以待。

田莉

教授，博士生导师
同济大学附属上海市第四人民医院
上海自主智能无人系统科学中心
上海市麻醉与脑功能调控重点实验室副主任

让人工智能更好地为人类服务

人脑具有学习、记忆及处理加工各种信息的功能。有关人脑的神经网络机制的研究，不仅可以揭示其智能处理信息的奥秘，更可为人工智能的研究开发及后续的转化应用提供全新的理论指导。人工智能已经走进了我们生活中的方方面面，在医学领域已经有了越来越多的应用。近年来，诸如数字孪生和类器官智能等技术也开始尝试应用于智慧医院的管理系统搭建及疾病诊疗新型策略的开发。

人工智能固然可以帮我们解决一些实际问题，使我们的生活便利性更高。然而，只有当人工智能与人类智能相结合，才能在我们的医疗和日常生活中有更大的发展和应用空间。但是，正如人类可能会犯错一样，人工智能也是如此。而人类在复杂的、不可预测的环境中有更好的表现和适应能力，因此我们应该利用技术来挖掘人工智能更大的潜力，从而为人类与人工智能的可持续发展提供更大的推动力。同时我们也要意识到，科学和技术在打破生命体与机器之间界限时的伦理、道德、监管、治理、实施等因素在人工智能的发展应用过程中也至关重要。在医疗技术快速发展的同时，我们希望，医学的艺术也伴随其一起发展，不要让人类的触摸和心灵的交流丢失。我们期待人工智能对信息的处理有严格的测试，而推理的过程是透明且循序渐进的，结果是具有确定性的。提高人工智能的可解释性也是提高用户信任度的基础，让人工智能作为一个决策的支持，而不是决策者。

在《人脑和人工智能》这本书中，集合了外籍院士、长江学者、国家杰出青年、国家优秀青年及多个专业博士的智慧，确保对该领域研究概括的准确性，以神经科学与人工智能共同发展的过去、现在与未来作为主线，试图从人工智能的发展历史和现状、人工智能与神经科学的相互推动、人工智能与人脑的区别、人工智能中的哲学问题、人工智能中的伦理问题及人工智能的未来展望等方面来阐述这一主题，希望形成一个相对完整的理论体系，从而激发出更多科技与情感碰撞的火花，让大众能更好地理解人脑与人工智能，也期冀引发更多对神经科学与人工智能领域的深入探究与思考。

本书在编写过程中得到了同济大学附属上海市第四人民医院熊利泽院长、中国科学院上海微系统与信息技术研究所陶虎教授、上海科技大学生命科学与技术学院胡霁教授的热情关心和学术支持，并为我们早期的编写工作提供了重要意见。特别诚挚感谢国家优秀青年科学基金获得者，同济大学附属上海市第四人民医院、上海自主智能无人系统科学中心教授和博士生导师，上海市麻醉与脑功能调控重点实验室副主任田莉教授在本书撰写过程中付出的努力，以及给予的信任、合作与支持。

特别感谢天津大学副校长明东教授、深圳理工大学计算机科学与控制工程院院长潘毅教授、同济大学电子与信息工程学院和国家人工智能 2030 重大项目首席科学家何斌教授为本书作序。

感谢上海市麻醉与脑功能调控重点实验室及澳大利亚悉尼大学临

床医学院的同事和朋友们，感谢在本书的编撰过程中一起探索学习的澳大利亚新南威尔士大学附属利物浦医院的成琦博士和澳大利亚悉尼大学大脑与心智研究中心的杨跃博士，以及魏婷婷女士在整个编撰过程中的统筹安排和杨麟女士的资料整理。

最后，感谢家人和朋友们的倾力支持和鼓励！

高建群　博士

二〇二三年六月于上海张江

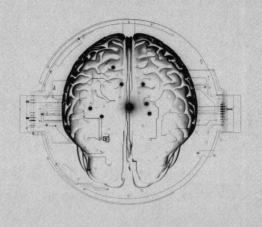

第一章

受神经科学启发的人工智能

什么是智能？智能是一个比较复杂的定义，通常指学习、理解、处理、尝试新事物的能力，也可以指从大量信息中提取相关信息、组合相关数据并得出逻辑正确的结论的能力。图灵奖得主John McCarthy将人工智能（artificial intelligence，AI）定义为制造智能机器，特别是智能计算机程序的科学和工程。

大脑是有血有肉的，并且在进化发育的过程中没有明确定义的性能参数。而计算机是由电子元件组成的，是为了某些目的而设计的（如自动面部识别或在紧急情况下找到并营救被困人员），并且需要在有限的预算和时间表下进行优化。对人类大脑的研究极大地推动了计算机技术的发展，因为在它的开发过程中，开发人员越来越多地借鉴使用了大脑功能的一些重要概念和特性（如Hebb的学习规则、信息的并行处理及神经网络等）。在通过实验了解大脑功能后，可以测试由此产生的原理是否适用于计算机模拟，这甚至可能有助于机器人的构建。

人类大脑需要经过多年密集的个人学习才能达到高性能。计算机的构造仍然在很大程度上取决于技术组件的属性以及它们的设计目的。人工智能的发展最初是受我们关于大脑如何进行计算的知识启发的。就像我们从鸟类飞行中学会了造飞机一样，我们可以从人类的大脑中学会如何造计算机。事实上，**人工智能中很多最先进的算法均源于神经科学和心理学**。得益于相关技术的飞速发展，我们已经可以收集到大量的神经科学数据。例如，我们现在可以同时记录大脑多个区域的、大量的、具有精细时间和空间分辨率的神经元，从而记录生物体的行为。反过来，探索计算机功能的"游戏"也可以帮助我们发现可能在大脑中检测到的功能原理。例如，在计算机模拟中探索了在建模的神经元网络学习的策略，通过竞争性学习算法，能够模拟和解释大脑的某些特性（如特征分类、具有相关功能的神经元簇的形成、确定通过平均相对较少数量的神经元的输出来进行决策等）；来自神经科学的数据可以更好地辅助人工智能技术的发展；可以在棋类比赛中击败人类大师，或在癌症检测方面胜过人类放射科医生的计算机程序所使用的技术中，有很大一部分与人工神经网络（artificial neural network, ANN）的进步直接相关。因此，神经科学与人工智能科学相伴发展、互相成就。人工智能科学是如何开始的？一路走来，它经历了哪些里程碑，遇到过哪些瓶颈？神经科学是如何启发和推进人工智能的发展的？在本章里，我们将讨论人工智能的发展史、目前的研究进展、其涉及的领域以及基础设施智能。

第一节

人工智能的发展历史

从人脸识别打卡到用一朵花的图片来在网上搜索其名称,从智能家居到伴读机器人,从语音解锁到语音转文字,从智能打车系统到无人驾驶,人工智能已经越来越多地融入人们的生活,成为生活中必不可少的一部分。正如所有科技的发展过程,从最初理念的提出到现在的飞速发展,人工智能的发展也经历了漫长的岁月,经历了不同的挑战和飞跃。

人工智能的雏形

人类对于人工智能的探索始于 20 世纪初。人工智能之父 Alan Mathison Turing 在 1936 年开始探讨一种可以辅助数学研究的机器,第一次建立了数学逻辑与实体的联系。在 1943 年,Warren S. McCulloch 和 Walter Pitts 在《关于神经活动内在思维的逻辑微积分》(*A Logical Calculus of the Ideas Immanent in Nervous Activity*)一文中提出了比较神经元与布尔逻辑的二进制阈值来了解人脑如何通过脑细胞来产生复杂的模式,这是最早的神经网络模型。1954 年,他们的学生 Marvin Minsky 开发了"随机神经模拟强化计算器",这个计算器现在已演变成广泛用于机器学习的人工智能神经网络。在 1944 年，哈佛大学教授 Howard Aiken 与 IBM 合作制造完成了在当时被称为"自动序列控制计算机"的 Mark Ⅰ。这台机器在方程中加入权重，使计算机学会了区分标记在左边或右边的卡片，标志着数字化发展的重要一步。既然人类可以利用信息和推理来解决问题和做出决策，那么机器也可以通过相似的推理和计算过程来拥有智能吗？在 1950 年，图灵发表了论文《机器能思考吗？》，开启了对人工智能的构想和思考。在这篇文章中，他阐述了图灵测试，即由提问者在固定时间内对两个看不到的对象进行一系列的提问，并根据回答来判断是否可以区分作答者是人类还是机器。如果不能区分，则作答机器通过测试。重要的是，他提出了一个观点，即开发学习算法来教会机器可以更容易地创造出更接近人类智能的人工智能。由于当时的计算机无法存储指令且价格昂贵，这个构想没有立刻被实践，而是在五年后由 Allen Newell、Herbert Simon 和 Cliff Shaw 启动。他们创造了一个叫作逻辑理论家（logic theorist）的程序来模拟人类解决问题的技巧。在 1956 年的达特茅斯人工智能夏季研究项目（Dartmouth summer research project on artificial intelligence，DSRPAI）上，首次提出了"人工智能"这个概念。这次历史性的会议召集了 10 位来自各个领域的顶级学者。所有参会者均认同以"人工智能"来命名这一新兴领域，并一致认为，人工智能是可实现的。这也催化了人工智能在接下来几十年中的发展。

自 1956 年后，人工智能经历了一段时间的蓬勃发展期。一些科学家更关注如何让机器模拟人类大脑思考的过程。在 1958 年，Frank Rosenblatt 结合了 Hebb 的脑细胞交互模型以及 Arthur Samuel 的机器学习成果，开发了感知器（perceptron）。到了 20 世纪 50 年代末、60 年代初，多层感知器（multi-layer perceptron）的发现和应用为神经网络研究开辟了新途径。对感知器提供多层能够增强其处理能力。此外，多层的使用也拓展了神经网络的种类，开发了前馈神经网络和反向传播。前馈神经网络（feed-forward ANN）也叫作多层感知器，是自然语言处理（natural language processing）常用的神经网络。在 20 世纪五六十年代，人工智能在自然语言处理、自动推理（automated reasoning）、计算机建模（computational modeling）、自主系统（autonomous systems）以及机器人（robotics）等领域均得到广泛发展。

专家系统（expert system）是可以模拟人类专家做出决策，从而解决复杂而困难的实际问题的计算机系统。专家系统的最初开发与医学有着密切的联系。早在 1965 年，斯坦福大学的 Joshua Lederberg 和 Edward Feigenbaum 开发了一种程序，试图根据质谱仪读取的数据来推断分子结构。这个程序（"DENDRAL"）成为第一个获得成功的知识密集型系统，其专业知识来源于专用规则。到了 20 世纪 70 年代，专家系统变得更加成熟，应对血液感染诊断的需求，另一个医学应用程序"MYCIN"出现了。"MYCIN"的应用原理则不同，它的理论模型基于大量的专家访谈，并运用一种不确定计算来反映与医学知识相关的不确定性。

人工智能的第一个寒冬

在 20 世纪 70 年代初，人工智能的发展迎来了第一个寒冬，由于当时的计算机无法储存足够的信息，也无法足够快地处理信息，并且其更多的是基于人类知情任务的方法即"知情内省"，而不是对任务的含义以及算法如何产生的理解，导致其性能远不能支持实现人工智能的预期发展。因此，对人工智能发展的耐心和资金支持均减少。然而即便如此，仍有部分学者在坚持，使人工智能得到逐步发展。在 20 世纪 70 年代末，反向传播理论得到了开发，它允许网络来调整其隐藏层的神经元／节点来适应新的情境。

第一次复苏

到了 20 世纪 80 年代，随着专家系统和连接机制（connectionism）的升温，人工智能研究逐渐复苏。John Hopfield 和 David Rumelhart 使深度学习技术变得流行。卷积模型的出现带来了计算机视觉（computer vision）的飞速发展。80 年代，商用专家系统被成功应用，第一个被成功应用的商用系统为 R1，它每年为公司节省数以千万的开销。专家系统被应用于机械工程、电信、金融服务、医疗保健、客服、交通运输及农业等行业。由于人工智能的蓬勃发展，很多国家也将其纳入发展计划中。例如，日本政府在 80 年代初发布了"第五代计算机"计划，以期制造大规模并行智能计算机。与此同时，美国则成立了微电子与计算机技术公司。这两个项目均聚焦芯片设计和人机界面。在 1989 年，Yann LeCun 发表了一篇论文，阐述了如何在反向传播中使用约束并嵌入神经网络结构以训练算法。然而，这些项目并没有取得预期的成功。

人工智能发展的第二个寒冬

在 1987—1993 年，人工智能发展进入了第二个寒冬。当时系统使用的推理方法在面临不确定的情况时会崩溃，并且当时的系统无法从经验中学习，因此过于困难的系统维护使很多公司因为无法兑现承诺而倒闭。虽然如此，20 世纪 80 年代仍是人工智能发展的重要时期，许多理论和技术，如神经网络的复兴、概率推理和机器学习均得到了更多的研究。在 1988 年，概率和决策论在人工智能中重新得到认可。此外，强化学习也与马尔可夫决策过程相联系，并在机器人和过程控制领域得到了新的应用。1990 年，在一篇名为 *The Strength of Weak Learnability* 的文章中，Robert Schapire 第一次提出 Boosting 的概念，它减少了监督学习（supervised learning）中的偏差。

第二次复苏

在 1995 年，Dana Cortes 和 Vladimir Vapnik 开发了支持向量机（support vector machine）。到了 1997 年，Sepp Hochreiter 和 Juergen Schmidhuber 开发了适用于循环神经网络的称为长短期记忆（long short-term memory，LSTM）的深度学习技术，其对语言学习非常重要。在 1999 年，神经网络开始与支持向量机竞争。测量手段和科技的进步使数据的产生方式发生了巨大的变化。随着互联网的创建及计算能力的飞速提升，数亿甚至更多数目的图像、视频、音频及文本产生了，并伴随产生了大量的点击数据和社交网络数据。这些被称为大数据的巨大数据集导致了专门的学习算法的设计和开发。在 2001 年，Banko 和 Brill 提出，如果将数据集的规模增加至 2 ～ 3 个数量级，将会带来性能的提升。大约在 2007 年，LSTM 的表现已经超越了传统的语音识别程序。在相似的时期，挑战赛中出现了自动驾驶汽车的身影。2009年，斯坦福大学的 Fei-Fei Sun 推出了 ImageNet，创建了包含有 1 400 多万张带有标签图片的免费数据库，其愿景为用大数据改变机器学习的方式。到了 2011 年，随着 GPU 速度的显著提高，不需要逐层预训练的训练卷积神经网络成为可能。这一年，深度学习开始流行。这是一种使用多层简单可调整的计算单元的机器学习。它在语音识别及物体识别方面逐渐流行，在一些视觉任务上超过了人类，并在机器翻译、博弈以及医疗诊断领域得到发展。因需要进行高度并行化的矩阵和向量运算，深度学习的研发依赖性能强大的 CPU。此外，还依赖大量的训练数据。因此，深度学习开始流行的年代也与这两个因素可实现的时间相关。

2014 年，Ian Goodfellow 创建了生成对抗网络（generative adversarial network，GAN），其提供了一个完善产品的方法。在 GAN 中，两个神经网络在游戏中互相对抗，一方试图模仿一张图片以欺骗另一方，而另一方则负责寻找其中的漏洞。游戏在成功用图片欺骗了对手时结束。现在，Facebook、YouTube、Spotify、Amazon 等公司均使用机器学习根据用户喜好来进行定制化推荐。推荐系统的另一应用使垃圾邮件得以识别和过滤。

继麦肯锡咨询公司发表了名为《大数据研究和发展倡议》的报告和联合国随后发表了大数据政务白皮书之后，大数据得到了越来越多的重视。我国也于 2015 年发布了《促进大数据发展行动纲要》，将大数据正式列为国家发展战略。大数据为句意的识别以及计算机视觉的开发提供了大量的数据。

而到 2016 年后，无人机已经可以提供跨境血液输送服务，类人机器人也已经可以在崎岖的路上行走，还可以跳上箱子并在后空翻后稳定着陆。

生成型人工智能（generative artificial intelligence）是专注于生成新内容的特定人工智能。它利用大型数据进行训练，学习数据的本质规律和概率分布，并生成与训练数据相似的新内容。生成型 AI 主要通过递归式生成模型和生成式对抗网络两种方式来实现。其中，前者主要包括循环神经网络（recurrent neural network，RNN）和转换器（transformer），而后者主要通过生成器和判别器的互相对抗而提高生成器生成逼真数据的能力。基于对抗学习可以生成逼真的图像和音频。在 2017 年，Google 团队推出了一个叫作 transformer 的自然语言处理模型，深深地影响了接下来人工智能的发展方向。在接下来的 2018 年，OpenAI 推出了 GPT-1 模型。GPT 的全称叫作"生成型预训练转换器（generative pre-trained transformer）"，这种自然语言处理模型利用转换器生成文本，经过大量数据的训练后可以用算法来预测下一行文本。它不但可以进行聊天，还可以撰写邮件、文案、脚本甚至代码。随后在 2019 年，GPT-2 被推出，该模型的参数由之前的 1.17 亿个扩展为 15 亿个。到了 2020 年，该团队推出了GPT-3，这时的训练参数激增至 1 750 亿个。而在 2022 年 11 月，OpenAI 开发了聊天生成预训练转换器（Chat generative pre-trained transformer，ChatGPT）这一 AI 聊天机器人，它依赖强化学习来训练偏好，可以兼具医生、心理咨询师、翻译员、写作润色师等多重身份，进行类似人类的对话，并回答问题，包括临床医生在日常实践中遇到的临床问题。该模型一经推出就受到了广泛的关注，活跃用户上亿。在 2023 年 3 月，OpenAI 又推出了 GPT-4，其在多模态、理解能力和长文本支持等方面均有显著进步。除 ChatGPT 及 GPT-4 等 OpenAI 的开发产品外，其他生成型 AI 也被如火如荼地开发和使用，类似的产品包括 Google 的 PaLM、LaMDA 和 BERT、Meta 的 LLaMA、ANTHROPIC 的 Claude、百度的文心一言、阿里巴巴的通义千问以及华为的盘古等。其他专注于某一领域的生成型 AI 如艺术类的 Midjourney、视频类的 Runway、设计类的 Canva，以及音频类的 Boomy 等均有不俗表现。

医学人工智能的发展

在 1972 年，针对患者腹痛原因诊断的计算机系统 AAPhelp 被开发出来，这是第一个进行医疗支持的计算机系统。该系统采用了 Bayesian 算法，经专业训练后准确率已超过了高级医生。随后，INTERNISTI 系统被开发，该系统用于内科复杂疾病的辅助诊断。同样在 20 世纪 70 年代，MYCIN 系统被开发（详见上文），用于辅助判断感染细菌的种类并给出抗生素的给药建议。进入 80 年代，医学人工智能系统尝试进入商业化，其中比较有代表性的系统为 CADUCEUS、AMR 和 DXplain 等。到了 90 年代，计算机辅助诊断（computer aided diagnosis，CAD）系统出现，以辅助医生对疾病进行诊断。

人类的担心

随着人工智能的蓬勃发展，其带来新的未知领域，也带来了一定的危机。虽然"随着机器的发展，人类可能会被机器打败和统治"的顾虑一直伴随着人工智能的发展，真正的广泛担心来自20世纪90年代。在1997年，世界象棋冠军Gary Kasparov败给了IBM的计算机程序深蓝，这是世界象棋冠军第一次输给一台计算机，标志着AI朝着人工智能决策程序迈进了一大步，也第一次引起了人们对人工智能是否会超过人类的广泛关注。虽然AI在象棋比赛中战胜了人类，当时的天体物理学家Piet Hurt仍认为计算机在围棋上击败人类仍需要很久的时间。然而在2016—2017年，Google的AlphaGo分别打败了韩国围棋传奇选手Lee Se-dol以及世界著名围棋选手柯洁，令这个话题再一次重新进入大众视野并被广泛讨论。作为与AlphaGo对弈的人，围棋世界冠军柯洁认为AlphaGo比较接近人，并认为它"越来越像围棋之神"。在随后的2018年，AlphaGo Zero抛离人类输入这一环节，通过自我学习游戏规则即可在围棋、国际象棋及日本将棋等棋类比赛中击败人类对手。与此同时，AI也在扑克比赛和多种电子游戏中击败了人类冠军。

现在，人工智能正在以前所未有的速度发展，对未知领域的探知也从未停止。目前的AI仍为经过训练的专注执行特定任务的狭义上的人工智能，但通用智能和超级智能也已被提出。通用智能指机器拥有了与人类相同的智能和自我意识，而超级智能将超越人类大脑的智力和能力。目前，通用智能和超级智能仍处于理论阶段，尚无实际的应用。未来的人工智能会是什么样子？这是一个需要你我共同谱写的篇章。

第二节
人工智能的发展现状

人工智能主要由自然语言处理、计算机视觉、知识表示、自动推理、机器学习及机器人学六大领域构成。目前，AI得到了迅猛发展。截至2019年，在人工智能领域每年大约发表2万篇文章及其他形式的刊物，比2010年增长20倍。涉及最多的领域包括机器学习、计算机视觉及自然语言的处理。迅猛的发展也使人工智能成为学生选择的热门专业，并导致AI相关的初创公司数目激增。

人工智能发展的现状概况

迄今为止，人工智能在大多数情况下仍然明显低于人类智能，然而，在大量数据中提取相关信息等方面，人工智能系统已经可以做得比人脑更好。此外，AI在国际象棋、围棋、特定游戏、某些语音识别、英文翻译及ImageNet物体识别等领域的表现均达到或超越了人类表现。目前的在线翻译系统已可以覆盖99%的人类语言。对于具有大量数据训练的语种，其翻译的准确程度已接近人类的水平。对于其他语言，尽管翻译的结果尚不完美，但翻译的语句已足以被理解。除了在线翻译，语音的识别也取得了巨大的进步。目前有约 1/3 的计算机交互是通过语音来完成的。Alexa、Siri、Cortana 和 Google 等均提供了可回答用户问题的助手。在 ImageNet 物体识别上的表现超过人类后，计算机视觉研究人员开始挑战更困难的图像描述。此外，云服务器与并行计算技术的进步可以提供亿万浮点的高性能计算服务。

医学人工智能的发展现状

在医学领域，人工智能也得到了飞速的发展。以中国脑计划为脑科学发展蓝图，利用相关领域中的先进技术，如功能性近红外光谱成像、超高磁场核磁共振（11.74T MRI）、脑磁图（magneto encephalography，MEG）以及双光子显微成像技术（two-photon microscope，TPM）等拓展了脑科学的研究。例如，增进了对神经血管耦合在不同认知行为刺激及不同环境下的变化的理解，更细致而深入地了解大脑的结构及不同脑区间神经元的连接方式。这些为人工智能的算法源源不断地提供神经科学理论基础，促进了 AI 的开发和优化，而 AI 的这些进展反过来也推动着神经精神科学研究与应用的进展。例如，人工智能促进了不同疾病的表型分析、对脑出血和大血管阻塞的快速自动识别、识别自闭症谱系障碍（ASD）和抑郁等精神疾病，并辅助寻找神经精神疾病病因、预测药物和非药物干预的结果。

在其他医学领域，人工智能已被用于多种应用场景，如自动图像诊断、初步诊断和预测、机器人辅助手术、虚拟护理助理、减少剂量误差、临床试验与生物医学实验的参与、行政工作流程、欺诈检测和网络安全。研究人员正聚焦促进人机合作以达到更好的效果。近年来，医疗数据逐渐信息化、高性能计算机及 AI 算法得到长足发展，深度神经网络逐渐取代了传统的机器学习。这些都使医学人工智能具备更接近人脑的联想、处理和容错功能，也可以更好地辅助临床诊疗工作。因此，医疗诊断系统的水平随之提升了一个高度。作为人工智能概念及研发的源泉，认知与脑科学的发展极大地推动了算法的前进，而人工智能的发展反过来也极大促进了这些学科的发展。

脑与认知科学

人类脑计划及脑科学研究

人类脑计划包含了神经科学和信息科学两大科学领域，旨在使用先进的技术和工具，从分子、细胞、组织、系统、全脑和行为等不同层次对脑研究的数据进行分析、处理、整合、建模及仿真，并进行虚拟脑与认知以及脑机结合等领域的探索与研究。在 2016 年，我国推出了中国脑计划。该计划为期 15 年，以"一体两翼"为整体结构，即以认知神经机制的基础研究开发脑研究的技术平台为"一体"，开发脑疾病早期诊断/干预的有效方法及开发脑机智能技术（类脑技术）为"两翼"。"中国脑计划的总体目标是以涵盖健康人群和脑疾病患者的全生命周期为特点，结合基因组学、影像学、症状学等多模态数据，打造集采集、分析、共享于一体的中国人脑健康多维度大数据平台，制定疗效评价体系，研发新型治疗手段"。该计划已于 2021 年正式启动，其发展取决于来自不同学科的研究团队的通力合作。

对大脑信息的整合和编码进行定量数学刻画和计算，以及对具有树突几何结构和计算功能的人工神经元进行数学建模均可以启发下一代深度神经网络和循环神经网络的开发。下一代神经网络可能包含多种生物神经元的生理特性和生物神经元网络的结构特点。这些神经网络可以进行图像的识别、恢复及重构。

想要对大脑有一个全面的了解，需要从四个层面对其进行研究。

■ **分子生物学水平**：神经递质在大脑的运行中起着举足轻重的作用，很多神经递质通过改变其构象来充当开关。研究大脑的环路及功能，离不开对神经递质的研究。目前，一些在记忆形成中起着关键作用的分子已经得到了较详细的阐述。对基因组学和代谢组学的研究是深入了解脑功能机制的基石。

■ **细胞水平**：大脑的一切功能均依赖神经元对信息的处理和储存以及各类神经胶质细胞的辅助支持。据估计，人类大脑有约 860 亿神经元。它们构成大脑的基本单位，接收、处理、输出信息。此外，它们相互联系传递信息、构成各种回路来共同完成各项功能。神经元的活性随周围环境、相邻神经元的活动状态以及活动模式来改变。睡眠、警觉、注意力和情绪状态等均可影响神经元的活动。突触是神经元信息传递的部位。它们通过化学或电的方式完成突触间传导，从而完成信息的传递。突触的形态和生化特征决定了它对神经元活性的影响类型及影响程度。对于脑的基本单元的研究是了解各项复杂的神经活动的基础。大量 AI 的算法源自对神经元及其活动方式的模拟，因此对于细胞层面的研究也将极大地推动 AI 研究的进展。

■ **组织和全脑水平**：不同的脑区是不同的功能中枢，如视觉、嗅觉、味觉、听觉、触觉、运动以及更复杂的功能如学习和决策。这些脑区互相联系合作，共同组成各种各样的复杂信息处理环路。对这些脑区的解剖学研究有助于更好地理解功能环路的构成及运行方向，也为 AI 模型的建立提供了扎实的理论依据。

- **系统水平：** 大脑存在多种通路，如反射弧、反馈回路、神经回路和通路等。这些回路和通路是人工智能模型构建的基础。

- **功能水平：** 从宏观的角度研究整个生物体的高级认知功能及相关行为是神经生物学的一个重要的方向。神经元工作模式、环路的研究均离不开功能水平的观察和验证。

脑与认知科学研究的技术进展

神经血管耦合是将短暂的神经活动和随后的脑血流变化联系起来的调节机制。神经元活动和脑血流之间存在密切的时间和空间联系。卒中、高血压、阿尔茨海默病、糖尿病及创伤性脑损伤等多种疾病均可引起血管神经耦合受损[1, 2]。当神经元兴奋时，会引起同区域血液中氧合及去氧血红蛋白含量的比例变化，故神经血管耦合可以通过血氧水平依赖功能磁共振成像（blood oxygenation level dependent-functional magnetic resonance imaging，BOLD-fMRI）和功能性近红外光谱成像（functional near-infrared spectroscopy，fNIRS）来检测。使用 BOLD-MRI 可以测量经视觉、听觉和运动等刺激后大脑皮质的激活。其时间分辨率达到毫秒级，空间分辨率也达到毫米级，因此能够提供较准确的结构与功能关系。fNIRS 对氧合血红蛋白和脱氧血红蛋白的浓度变化敏感，已越来越多地被用于神经元激活期间血流变化的评估。目前，fNIRS 已可用于区分麻醉维持的阶段[3]，以及辅助检测认知、行为及心理障碍。应用深度学习来分析 fNIRS 展示了广阔的临床前景，如对儿童自闭症谱系障碍（ASD）的分类、识别抑郁症、辅助检测轻度认知功能障碍（MCI）以及区分疼痛水平[4]。

超高磁场具有更好的信噪比，提供了更加明显的 MR 信号。2022年，嘉泉大学吉尔医学中心（GUGMC）完成了世界上第一个同步多通道／多核 11.74T 核磁共振（MRI）的磁体现场验收测试。这款 MRI 拥有专为大脑研究使用的超精密核心部件，用其获得的大脑图像预计比标准的 1.5T MRI 图像详细近 10 倍，因此将为研究人员提供超高分辨率的大脑结构图像，为阿尔茨海默病、帕金森病等的治疗提供依据。

脑电图（EEG）是一种记录人脑电活动、评估动态脑功能的电生理技术。除可用于癫痫的监测外，诱发电位和事件相关电位可以用来分析视觉、听觉、躯体感觉和高级认知功能。此外，EEG 还可用于监测手术中的麻醉深度。EEG 具有毫秒级别的分辨率，但空间分辨率较差。脑磁图（MEG）同样具备较高的时间分辨率，因此适合用于研究动态的脑活动过程。

此外，其他技术如双光子显微成像技术（TPM）也逐渐涌现。TPM 达到了亚微米级的超高分辨率。应用这样的技术，可能实现自然行为下大脑的成像。

人工智能在神经精神科学中的应用进展

人工智能有助于我们更加深入地了解人类大脑的结构和不同脑区间神经元的连接方式，并深入研究其功能和工作方式。此外，**AI 还能够帮助我们寻找神经精神疾病的病因，对风险事件做出预警，并测试**

药物治疗和非药物治疗的效果。在进行特殊的神经调控技术，如脑电刺激或脑深部刺激（DBS）前，机器学习可以帮助医生提前预测可能达到的效果，由此筛选和制订最佳方案。随着这些科学领域技术的进步，我们可能会更早地实现疾病的早期发现和精准治疗。

尽管临床和基础神经科学都需要高质量、可重复的表型分析（phenotyping），但相关工具的开发被忽视了，大部分研究仍然依赖于人工评估。表型评估是一个医学评估的过程。癫痫发作、帕金森病和重度抑郁症等疾病的准确表型均需要具有较高职业技能的临床医生花费大量的时间和精力才能获得。尽管是金标准，但在进行大规模评估时，这些评估往往不够精准。例如，癫痫发作的视频脑电图评估是基本的神经系统测试之一，然而其在评估者间的平均一致性仅为0.56。此外，人类神经系统表型在神经药物临床试验中的试验率仅为20%。因此，有研究人员建议改善神经系统疾病中的人类表型及表型生物标志物。最近的研究显示，可以结合专门的硬件和机器学习来评估小鼠模型和重症监护病房（ICU）患者的神经学表型。人工智能可以自动进行神经表型分析，从而加快疾病的诊断速度。

对颅内出血敏感而迅速的诊断是进行及时有效干预及改善预后的关键。目前，**适用于检测颅内出血的平台已被开发，该平台通过处理三维CT数据来突出出血区域，辅助放射科医生做出更迅速的诊断**。其他平台则自动分析影像学资料，在出现疑似颅内大血管阻塞时向放射科医生及神经科医生发送短信警报。这些平台无须手动进行图像的后期处理及人工阅片，从而缩短了诊断时间。在Titano等的研究中使用37 236次头部CT扫描的数据集训练了深度卷积神经网络（CNN）

以在非增强头部 CT 扫描中识别急性神经系统事件（包括脑出血、脑积水和缺血性卒中）[5]。该研究显示，CNN 能够以每张图像 1.2 秒的速度筛选图像，而相比之下，人类平均需要近 3 分钟。该项研究证明了将 AI 集成到神经放射学工作流程中的益处，尽管表现不一有待商榷，是否能够用于特定病例的诊断仍待进一步研究证实。此外，多参数深度学习还可以根据 MRI 来对胶质瘤进行检测，其表现与放射科医生相近[5]。

随着生活质量的提高，人们越来越关注心理健康。随着生活节奏的加快，人们的心理健康面临着各种风险。目前的人工智能已经关注到这些领域，并开始以各种形式融入我们的生活中。例如，通过与聊天机器人进行交流或拥有虚拟家庭宠物陪伴，可以应对人们的孤独感，这对于需要独居的人可能可以更好地缓解这些感受。生活中，很多人对各种事物存在心理恐惧，各种游戏应需而生。它们采用生物反馈的方式来帮助人们克服各种恐惧心理。其他通过生物反馈来发挥作用的电子游戏可以辅助治疗广泛性焦虑障碍的儿童，或帮助自闭症谱系障碍（ASD）患者在特定的环境中练习社交技能。

目前，**人工智能技术还可以辅助筛选存在自杀倾向的人群来发出警报或求救信号**，进行及时干预，从而挽救生命。例如，一些社交平台的人工智能可以通过分析用户的语言偏好和推送主题来检测自杀倾向，还可以通过与用户的对话及用户的语言模式、眼动、面部表情及肢体语言来评估其心理障碍水平，在感受到自杀倾向时发出求救信号。此外，AI 还可以过滤医疗记录来寻找存在潜在自残或自杀倾向的危险信号，并辅助医生分析干预措施来寻找最有效的治疗方法。

人工智能具有帮助精神病学实现良性循环的潜力。一项调查总结了机器学习在心理健康领域的四类应用，包括检测和诊断、预后的治疗和支持、公共卫生领域以及研究和临床管理。该项研究结果提示，除了多数机器学习研究关注的检测和诊断，将机器学习应用于心理学和心理健康的其他领域仍有很大空间。在同期的另一项研究中特别回顾了深度学习在精神病学中的应用，深度学习算法在许多应用中通常优于以前的机器学习方法，这表明它们可能在精神病学领域中提供相似的收益。

研究发现，人工智能在使用 MRI 预测抗抑郁治疗反应时的灵敏度为 77%，特异度为 79%。在使用神经影像学、遗传学和现象学等不同类型数据时，AI 预测药理学、神经调节或心理治疗等不同治疗干预结果的合并准确率为 82%。而如果在使用脑电图数据预测对药物和非药物干预的反应时，其综合准确率可达 84%。规范性分析是目前利用 AI 诊断抑郁症和进行预测分析的重点。充分利用这些快速检查的小工具对于抑郁症的早期诊断及早期干预有着重大的价值。临床观察、病史询问、自我报告和抑郁症量表等传统评估方法存在主观、耗时、难以重复及不够准确等局限性，且患者有时因被标记为患有精神疾病而产生耻辱感。因此，我们需要采用客观、简易、易于接受的方法来对个体的精神状态进行科学评估。可穿戴人工智能可能会在一定程度上解决这些问题。目前，此类应用已被开发用于抑郁症的检测和预测。

深度学习应用于精神病学的诊断取得了令人信服的初步结果。然而，深度学习在精神病学的应用中面临着一些挑战，如样本量小、研究数量不多等，尚无法提供足够的证据来支持结论。未来或许能够通过更多生物学或认知启发的算法得到进一步的发展。

人工智能在脑与认知科学中的研究及应用进展

人类智能由多种认知功能构成，这些认知功能直接或间接地被各种外部刺激激活。根据手动输入、先前的经验以及以符号方式表示的世界知识来筛选最适模型，可以实现神经网络底层的连接主义范式和其他符号范式的自动连接方法，从而创造一个强大的称为**大脑操作系统（BrainOS）**的强大集成模型。这样的模型可以接受多样化和混合的输入数据类型来提取知识并推断情境。部分认知科学和神经科学的计算方法基于这样的想法。通过认知功能和与之相对应的大脑操作的计算模拟来进一步解释这些功能和操作的知识，特别是它们协同工作的方式。在心理学研究中，计算机算法可以通过模拟心理过程来对人的内部信息加工过程进行逻辑分析，从而识别人的心理活动。

功能磁共振成像（fMRI）已迅速成为认知神经科学中最突出的工具，使用神经影像学数据来推断特定心理过程变得越来越普遍，这种方法被称为"反向推断"。根据视觉皮质的活动模式，可以预测视觉刺激的方向等信息。研究表明，视觉皮质区域包含足以识别特定视觉场景和特定面孔的信息，尽管该领域的大部分工作都关注视觉信息过程，但此类方法也可用于检测高级认知过程，如意图、欺骗和词义，类似的方法也被应用于其他神经科学领域的神经信号解码，如在动物侵入性记录的背景下和使用 EEG 的非侵入性的脑机接口的背景下。

神经科学试验中发现的一些重要概念和机制已被应用于 AI 的

算法改进中。例如，记忆在大脑中的巩固是学习、记忆和空间导航可以相互联系起来的一个重要机制。根据关于记忆的理论，海马回放在形成索引或记忆轨迹方面起着重要的作用。该索引或记忆轨迹与新皮质中的经验成分相结合，以便在睡眠期间进行长期存储和知识提取。这种海马回放机制可以减少在强化学习中探索环境所需的"迭代"次数。

人工智能的医学应用现状

研究显示，在受访人群中，71%的患者愿意专门使用人工智能工具，而61%的患者会使用人工智能虚拟助手来进行财务交易、安排预约或解释健康保险选项。这提示了公众对于人工智能在医学研究及实践中应用的接受度变得越来越高。人工智能目前已越来越多地融入医学研究和医疗活动中，且融合的程度逐渐增高。与此同时，受医学的特殊性限制，其在医学中的应用仍处于起步阶段。

自动图像诊断

对图像处理和计算机视觉算法的开发使得图像的自动诊断成为研究最多的热门医学领域之一。人工智能算法有助于对特定的异常和病理性改变的自动识别，增强病理变化的可视化[6]，并在发现严重异常时进行预警和提示[7]，极大地缩短了影像学专家和病理学专家的阅片时间，提高了效率，使他们可以有更多的时间来专注于需要更高级知识、技能及经验的工作。根据患者的扫描结果，目前已可对肝脏、肺部、心血管及骨骼疾病进行自动检测。量化算法可测量乳腺密度、识别脑内解剖结构、量化心脏血流以及评估局部肺组织密度。此外，AI 还可以对肺结节和乳腺异常进行定位和分类。使用深度学习建立的人工智能模型可以识别 X 线片中的肺结节，其敏感性达 86.2%，特异性达 85%。对于不同领域的放射学应用将在下面对应的系统进展中详细阐述。

在骨科的临床医疗中，使用机器学习对 X 线片上设置的手和手腕的关注区进行骨龄的自动评估，其精确度与放射科医生相似[8]。因此在骨龄的检测上，人工智能可能通过在保持诊断的正确性的同时减少阅片时间来提高效率。深度学习可被用于 X 线片中骨折的识别。使用神经网络来识别身体部位和检查影像，其对骨折识别的准确率可达 83%，与高级骨科医生相近。全自动计算机系统通过对 CT 断层扫描图像进行定量分析来检测确定胸椎、腰椎骨折的解剖位置，并通过 Denis 分类系统来对骨折分类[9]，同时辅助治疗创伤性胸腰椎骨折。使用卷积神经网络可创建精确的自动化检测系统，确定 MRI 上的椎间盘狭窄等级并分析可能与背痛相关的腰椎和椎间盘退变的特征和其他椎间盘病变。利用机器学习还可以在超声图像上实时识别腰椎的椎体水平以便给药[10]。计算机在视觉任务上超越了人类的能力，除可以分析 X 线片上显示的简单角度外，还可以分析结合角度和骨质量的复杂模式[11]。此外，机器学习还可以用来寻找某些骨折或病理的预测因子。

在胃肠镜检查中，计算机辅助诊断系统 CADe 可以突出显示异常区域，从而提醒内镜医生注意屏幕上的异常发现。在关注到异常并切换到窄带成像（NBI）视图后，CADx 系统可进一步定义内镜图像，从而提供实时诊断建议。目前，CADe 系统对结肠息肉的检出率在 94%，而 CADx 系统对早期胃癌检测的准确度达 96.3%，灵敏度达

96%，特异度达 95%[12]。

对病理切片中病变的自动识别是人工智能研究的热点之一。目前，基于深度学习的算法已被开发应用于肿瘤病理学中，包括肿瘤的诊断、分型、分级、分期、识别病理特征、生物标志物和遗传变化，并预测预后。使用人工智能来进行恶性肿瘤的诊断是比较可靠的，其在乳腺癌治疗上的建议与专科医生有着93%的一致性[13]。同样地，多参数深度学习根据 MRI 影像对胶质瘤进行检测，其表现与放射科医生相近[6]。在肺癌的病理诊断上，AI 有着较高的准确性，且可以准确预测预后，从而辅助制订治疗方案。AI 在皮肤癌的诊断中也有着广泛的前景。应用以像素和疾病作为标记的图像进行训练，AI 在区分角化细胞癌与良性脂溢性角化病、恶性黑色素瘤与良性痣的表现与皮肤科医生相似[14]。深度学习在诊断淋巴结转移上的表现已被证明与人类的表现一样好，甚至更好[15]。这样的方式还可以节约诊断时间。对 129 张病理切片进行诊断评估，病理学家需要 30 小时，而算法的运行时间几乎可以忽略不计[16]。因此，AI 不仅有助于提高诊断的准确性和客观性，还可以减少病理学家的工作量，使他们可以更专注于需要高级决策的任务上。目前存在的挑战包括算法的验证和可解释性、计算系统，以及病理学家、临床医生和患者的信任。

疾病的初步诊断和预测

人工智能的应用可以使心血管疾病的诊断更迅速。它可以自动解读心电图，也可以根据超声心动图结合 3D 心脏成像来自动测量心功能。AI 可以对心脏 MRI 进行自动分割并测量灌注和血流量，与 EMR

整合则可以通过心力衰竭的早期诊断来降低死亡率，也可对数据进行纵向评估来寻找模式，从而确定心力衰竭的预测因素。在对胸部 CT 的非增强扫描中运用人工智能可以检测冠状动脉的钙化，从而预测心血管不良事件和死亡率。CNN 和其他方法还可以进行左心房分割、血栓体积表征的检测、冠状动脉狭窄的检测、颈动脉表征，以及主动脉瘤的检测和分类等。AI 还可以对已知的解剖标志进行分割，如对心脏瓣膜的建模和分割[17]。此外，AI 还可用于 SPECT 和 CTA 的影像分析。

人工智能可以为癫痫或败血症等疾病提供早期预警。以往这些疾病通常需要医生进行密集的分析。人工智能则可以在医务人员发现问题并采取行动之前就发出提示，从而实现早期干预，改善患者预后。此外，人工智能还可以支持医生做出是否继续治疗因心脏停搏而进入昏迷的危重患者的决策。当 AI 在根据琐碎的信息来进行这些分析时，医生则可以从鸟瞰的角度对医学资料进行综合评估来验证 AI 的分析。

使用机器学习分析暴露在疼痛和非疼痛热刺激下的人类全脑扫描 fMRI 数据，可以比传统上分析痛觉相关的单独区域更准确地识别疼痛，并为疼痛的机制即神经环路研究提供更多的数据支持。此外，在对疼痛进行识别的同时，人工智能还可以通过分析术前 EEG 来预测术后出现急性疼痛的患者对阿片类药物治疗的反应性，但其准确率只有 65%。因此，使用人工智能对疼痛进行预测和管理还需进一步的研究和测试。

机器学习可以在术前对患者进行敏感度的自动分型，或在儿科手术中辅助决定最佳麻醉方法。这些术前的预测可以更好地帮助医生制订麻醉方案，降低麻醉风险。人工智能还能辅助预测术中的不良事件。例如，可以使用神经网络来预测丙泊酚的诱导效果，其敏感性为 82.35%，优于麻醉师，但特异性仅为 64.38%，低于执业麻醉师的 92.51%。神经网络还可以预测诱导后或脊髓麻醉中发生的低血压事件。此外，通过建模，可以在动脉线波形提示低血压的 15 分钟前就预测低血压，并预测停止通气事件、临床上的恶化及死亡率。基于对全身炎症反应综合征和序列器官衰竭评分的机器学习警报系统在败血症的预测上表现优于基于电子健康记录的警报系统，使平均住院时间减少 20.6%，住院死亡率降低 58%[18]。

机器人辅助手术

目前的人工智能技术可以增强外科医生的视力和机械能力，协助外科医生为单个患者进行操作。目前，人工智能主要应用于神经肿瘤学、功能神经外科、血管神经外科、脊柱神经外科以及创伤性脑损伤外科等领域。手术机器人（surgical robots）通过人工智能对手术进行实时监测和计划，并在操作过程中提供实时反馈，以帮助医生将手术创口最小化。此外，还有自主打结机器人和肠吻合机器人等不同机器人。手术机器人中的代表性机器人——达芬奇机器人可以规划手术路径、确定切割范围、进行实时导航，在普外科和泌尿外科等多个领域都被证实提升了手术的精确性和安全性。然而，之前的研究显示，和标准的腹腔镜手术相比，机器人辅助的腹部手术并不能改善患者的预后。因此，使用 AI 在实际手术中进行辅助的想法仍处于起步阶段。在面对临床常发生的解剖学变异时，资深的外科医生可能可以更安全快速地进行手术。同样地，如果手术室的机械发生故障，则可能给患者的生命安全带来危险。

在进行硬膜外置管时，神经网络不但可以对超声图像进行分类及检测具体结构，还可以辅助识别椎骨水平和其他解剖学标志，从而辅助完成这项操作。卷积神经网络还可以用来自动识别椎板的前基底、骶骨、L1～L5 椎体和椎间隙，其准确率可达 95%[10]。

虚拟护理助理

新的举措如 NET 将手术室的设备集成到一个公共接口，从而实现设备间的通信，改善工作流程并增加患者安全。使用含员工信息、手术室使用情况及麻醉后护理单元的数据库来训练神经网络，可以预测手术的时长，从而进行更好的资源分配。这样的预测是基于团队、手术类型和患者的相关病史来实现的，但其预测的精度有待提高。目前，人工智能尚未掌握模仿人类直觉，或跳出固有思维来辨别结果的部分。这种学习需要更长的时间，但开发人员正在快速推进其在医疗行业的发展。人工智能专家正在和医生合作解决方案，使医院在各个层面可以更容易地将人工智能纳入医疗系统。当医疗劳动力的短缺造成劳动力压力增大时，可能会推动虚拟护理助理应用的研发和使用。

减少剂量误差

麻醉深度的监测是保证麻醉安全的重要方法。传统意义上，麻醉深度可以通过脑电双频指数（BIS）来监测。目前，越来越多的研究使用人工智能来辅助分析 EEG 以检测麻醉深度。通过机器学习的方法来根据 EEG 特征区分麻醉和清醒的患者，其准确率达 88.4%，而 BIS 的准确率为84.2%[19]。利用类似的算法对使用丙泊酚和挥发性麻醉患者的泛化率进行监测，其准确率为93%，而BIS的准确率为87%[20]。此外，通过神经网络分析潜伏中期的听觉诱发电位信号来区分患者的麻醉状态，确定患者何时清醒的准确率达96.8%，何时充分麻醉的准确率为86%，全麻何时苏醒的准确率为86.6%[21]。使用神经网络来分析患者的血压、心率和潮气末二氧化碳而不使用EEG来预测全麻的术中清醒，其预测概率最多为66%，但特异性较高，可达98%。与经典的回归技术相比，神经网络能够参与学习数据集特征，从而选择最能预测目标值的特征，而不采用人为认定的预测性特征，因此从一定程度上减少了主观性机器学习控制系统，可用于神经肌肉阻滞的自动化。这样的系统结合了药代动力学的预测，从而改善了麻醉药物输注的控制。在进行神经肌肉阻滞后的恢复速度可以通过神经网络来预测。此外，人工智能还可以通过控制机械通气来控制和改善麻醉效果。

临床试验与医学实验的参与

机器和深度学习已被开发并应用于全基因序列的分析和分类以研究基因突变、基因-基因相互作用、RNA测序、甲基化、蛋白质结构、蛋白质-蛋白质测序等预测。这些算法的加入提高了筛选与分析的效率，并实现了很多之前实验技术无法达到的目标，从而极大地加快了研究的速度。例如，研究人员开发了一种称为"幽灵细胞检测"的无图像流人工智能分析法。它通过机器学习快速、高通量而精确地根据细胞形态来识别和分离稀有细胞，从而免去了标记细胞可能会带来的细胞伤害及死亡。此外，人工智能可能可以突破盲区，帮助研究人员找到新的靶点或作用通路。

行政工作流程

使用人工智能有助于将导致职业倦怠和疲劳的文书工作变得自动化，提高医生的工作效率。减少医生的过度劳累可以减少医疗差错。基于人工智能的技术如语音到文本的转录可以改善行政工作流程，消除非患者治疗活动，如写病历、取药和安排检查。人工智能还可以帮助优化后台工作人员的效率，将他们从占用大量时间的不必要任务和活动中抽身出来。行政工作流程也将更容易地与现有的技术基础设施集成。

欺诈检测和网络安全

后台工作人员可以利用人工智能来提高欺诈检测的速度和准确性。人工智能解决方案会在欺诈和其他异常成为问题之前就自动检查它们。随着时间的推移，越来越多的医疗机构在日常工作中使用创新技术，将患者的个人数据存储起来，以便医生和患者根据需求检索。这种便利是一把双刃剑，如果个人信息没有被妥善存储，那么数据一旦泄露，患者的敏感信息就会面临风险。人工智能审查数据和揭示后端模式的能力可以用于改进分析来为患者提供更好的治疗并降低成本。随着数据的爆炸式增长，人们强烈要求在确保安全的情况下提取这些信息并加以利用。向电子健康记录的过渡导致了隐私法规的增加。然而，医院没有专门的工作人员来管理这种级别的复杂系统的日常配置和维护。人工智能为医疗保健机构提供了一个自我运行的引擎，使它们在未来无须担心的情况下保持良好的增长。

第三节

人工智能发展中涉及的四大领域

工作记忆的人工智能模型

在人工智能中，工作记忆是指允许机器学习模型或智能体（agent）在短时间内存储和操作信息的系统。AI 的工作记忆可以根据具体的应用而采取不同的形式。例如，在自然语言处理中，工作记忆可能包括跟踪用户之前的输入，并使用这些信息来通知后续输入。在机器人技术中，工作记忆可能包括存储和更新机器人所在的环境的地图，以及跟踪机器人当前的位置和方向。AI 实现工作记忆的常见方法之一为使用包含一个或多个记忆细胞的神经网络构架（neural network architecture），如长短期记忆（long short-term memory，LSTM）。这些记忆细胞允许模型选择性地存储和更新信息，这可以用来改善模型在给定任务中的表现。

人工智能视觉处理

从出生的那一刻起，我们就开始用自己的感官来建立一个连贯的世界模型。随着我们的成长，我们不断完善模型，并在我们的生活中毫不费力地访问它。例如，当我们看到一个球滚到街上，我们可能会认为一个孩子可能会把它踢到那里。当被要求倒一杯葡萄酒时，如果葡萄酒已经在醒酒器中了，我们不会寻找开瓶器。如果我们被告知"约翰把钉子钉在地板上"，并问钉子是垂直的还是水平的，我们可以想象具有适当细节水平的场景，自信地回答：垂直。在每一种情况下，我们都在利用自己无与伦比的能力对普通情况进行预测和推断。这种能力就是我们所说的常识。常识源于将过去的经验提炼成一种表征，在任何给定的场景中都可以以适当的详细程度访问。虽然常识在很大程度上被视为语言理解问题，但所需知识的很大一部分是非语言的，并存储在我们的视觉和运动皮质中，以形成我们的内部世界模型。为了使常识有效，它需要能够回答各种假设，我们称之为想象力。这导致我们有了因果生成模型和可以灵活查询这些模型的推理算法。来自大脑的见解可以帮助我们理解这些生成模型的本质，以及如何构建它们以实现有效的学习和推理。为了支持常识，我们的感知和运动体验需要抽象为概念并与语言相关联，除了通常与视觉系统相关的对象和活动识别、分割、重建等任务，视觉生成模型还需要具有以下特征来支持概念形成的常识。

（1）**组件和组合**：生成模型应该允许以不同的方式组合场景的对象、对象部件和背景等不同元素。

（2）**因子化**：如形状、外观或轮廓、曲面的因式分解。

（3）**分层**：模型应包含具有相同结构的多个层，并且较高层由较低层的各个部分以递归方式聚合形成。

（4）**可控**：生成模型可以自上而下地操作其中的不同组件。

（5）**灵活的查询和推理到最佳解释**：生成模型应该能够执行推理，

以便最好地解释场景中的证据，此外，它还应支持灵活的查询，而不仅仅是被训练回答查询。

人类对视觉的接收和处理将在第二章中详细阐述。在心理物理学上，即使表面外观与其标准外观相比发生显著变化，人类也可以识别形状。例如，人们在第一次遇到这些不寻常的外观时可以很容易地识别出由彩虹色制成的香蕉或由冰制成的椅子。儿童表现出形状偏见，使他们无论外表如何都能识别形状。神经生物学和心理物理学数据指向形状和外观的分解表征。儿童可以识别物体的线条图，而无须专门针对这些物体进行训练。视觉系统的这种先天偏见也可以解释为什么人类不太擅长识别或记住二维码，虽然这些二维模式现在无处不在。因为计算机视觉系统可以轻松可靠地检测到它们，但人类发现它们很难被解析或记住。这是有道理的，因为二维码不是人类视觉系统天生偏向的那种自然信号，另外，可以训练卷积神经网络（CNN）对 QR 码甚至噪声模式进行分类，这可能表明 CNN 缺乏类似人类的偏见。此外，心理物理学观察表明，轮廓整合是感知的一部分。计算机研究人员还认为，视觉皮质中的长距离水平连接参与了轮廓整合所需的几何计算。

人工智能对科学数据集的分析与假设

我们淹没在大数据、人工智能以及前所未有的全球规模的极端数字连接的海洋中，创造了最近被称为"量化星球"的东西[22]。大数据的概念并不新鲜：几十年来，拍字节（petabyte，PB）大小的资源已经为粒子物理学、气候科学和基因组学提供了信息。来自欧盟人脑计划（www.humanbrainproject.eu）等大规模倡议的开放获取工具和共享数据表明，文化变革正在进行中。

知识的爆炸正在改变科学的格局。计算机已经在帮助科学家存储、操纵和分析数据方面发挥重要的作用。然而，新功能正在将计算机的范围从分析扩展到假设。利用人工智能的方法，计算机程序越来越能够将已发表的知识与实验数据相结合，搜索模式和逻辑关系，并使新的假设能够在几乎没有人为干预的情况下出现。科学家已经使用这种计算方法来重新利用药物，从功能上表征基因，识别细胞生化途径的元素，并强调逻辑的基本破坏和科学理解的不一致。据预测，在未来十年内，更强大的工具将实现自动化的大容量假设生成，以指导生物医学、化学、物理学甚至社会科学领域的高通量实验。

数据驱动科学，新知识将简单地从算法的机械应用中出现，这些算法挖掘数据以寻找合理的模式。这种方法很具有吸引力，但存在潜在的陷阱：仅从数据中发现模式如同探险家在没有向导的情况下在陌生的丛林里单独执行任务。由于对环境或危险一无所知，他／她很有可能会错误地分类所看到的情形，比如害怕一条无害的但令人生畏的蛇，或者忽略一只很小但致命的青蛙。

科学家如何使用计算机成为消息灵通且思维更敏捷的探索者呢？
新的工具可以通过以下方式扩展用于生成自动假设的概念和关系库。

（1）从大量已发表的科学资料中汲取更多的信息。

（2）从现有的科学知识库中合成新的高阶和低阶概念和关系。这种方法可以使科学家研究特定的自然系统，如生化途径，以识别和填补缺失的部分。例如，研究人员使用计算来在对有关疾病进行假设时考虑增加候选遗传畸变的数量。他们还增加了描述新基因功能所涉及的潜在生物活动的数量，并消除了过去的错误。同样地，科学家使用计算来增加参与生化网络的蛋白质和代谢物的潜在数量，并预测这些网络中的哪些位置可以改变，以改善健康并识别那些被错误识别为参与网络的元素。

然而，仅仅增加概念和关系的数量只会产生大量低质量的假设。科学家可以通过利用对社会的、文化的和认知的科学所产生的洞察力开展选择过程，以限制这种假设的数量。此外，跨语言映射概念（mapping concepts across languages）将突出来自不同领域的理论的相似之处、含义随时间的变化（语义漂移）以及多重含义（多义词）。通过计算挖掘这些差异来确定新的概念之间的联系，通过优先考虑包含跨越现有科学理论、语言和文化的概念的假设，研究人员可以有效地专注于最新颖的假设。

值得注意的是，计算机已经被部署用于"粗粒度"（coarse grain）或识别生物途径，并在医学综合征和社会阶层研究中的既定概念进行更高阶的新颖集合。过去，计算方法在小型的、定义明确的系统中比在较大、研究较少或更复杂的系统中更成功，然而，来自高通量实验的数据呈现爆炸式的增长，给研究人员带来了越来越多的异常复杂的系统。用同等规模和复杂性的问题来面对这些数据将是至关重要的，用 Mark Twain 的话说："当你的想象力失去焦距时，你不再能依赖你的双眼。"

计算精神病学

计算精神病学（computational psychiatry，CP）应用计算和数

学模型来研究精神疾病，旨在加深对精神疾病潜在机制的理解，以提高诊断的准确性，并开发更有效的治疗方法。其涉及神经科学、心理学、统计学、计算机科学和工程学等多个领域的整合。**研究人员可以通过计算机模型模拟和检验精神障碍潜在机制的假设，并基于这些模型开发新的诊断工具和治疗方法**。计算精神病学的主要应用领域如下。

■ **预测认知损害的机器学习算法**：目前，此类算法已被应用于研究与精神分裂症、双相情感障碍和抑郁症相关的认知损害，并已经被用于开发认知过程（如工作记忆、注意力与决策等）的计算模型，并研究这些过程在患者中是如何改变的。

■ **使用计算机模型识别与成瘾相关的脑回路**：计算精神病学已被用于研究成瘾的神经和行为学机制，并开发药物滥用疾病的新型治疗方法。这些方法已经被用于开发决策、奖励过程和冲动模型，以此来研究这些过程是如何促进成瘾形成的。

■ **自闭症谱系障碍**：目前已被用于研究自闭症的神经和行为机制。这些方法已被用于开发社会认知、沟通和执行功能的模型，以此来研究这些过程在患有自闭症的患者体内是如何发生发展的。

■ **焦虑障碍**：已被用于研究焦虑障碍的神经和行为机制，如广泛性焦虑障碍、强迫症（OCD）以及创伤后应激障碍（PTSD）等。这些方法已被用于开发恐惧学习、注意力偏向以及认知控制的模型，并研究这些过程是如何参与焦虑的发生的。此外，这些研究已被开发为治疗焦虑症的虚拟现实模拟等应用。

神经活动是高度组织化的，大脑结构丰富且极其复杂。考虑到这种复杂性，可能很容易将意识状态下出现的问题（如精神疾病）与神经元"失火"、电路"受损"或连接"不良"等混为一谈。在这种情况下，使用神经活动的检测技术被认为足以识别异常活动，并对其进行合理干预，包括药理学、神经技术，甚至是对大脑的纠正性"输入"（如通过创建电磁场来修改神经活动）。它们旨在通过促进认知和行为影响的方式来激发或抑制神经活动。神经技术通常源自各种记录和解码的大脑信号，这些包括控制硬件和软件以及为神经监测提供信息，如神经反馈设备等。它们是一个"开环"系统（open loop system），因为它们本身可以检测、记录和处理已经发生的神经信号。开环神经技术设备类似于"旁观者"，其输出只是复现了颅骨下发生的事情，以某种方式被"仪器化"。人工智能可能是整个系统的一部分，特别是用于神经记录数据的预测、可视化或分析。神经技术的应用还包括神经刺激。例如，深部脑刺激（DBS）会刺激神经区域，从而改变神经活动。这种方法通常是为了减轻疾病的有害症状，如帕金森病中出现的颤抖。此外，DBS 在强迫症、持续性抑郁症或神经性厌食症等情况下均得到了应用。用户可以监控和更改 DBS 干预的强度和持续时间，也可以打开或关闭设备。就人工智能而言，这种特定的帕金森刺激技术从技术本身而言似乎问题不大，但人工智能和神经刺激的融合可能会引发其他问题。

除了"开环"系统，还有一个"闭环"神经技术（closed-loop neurotechnology），它能够检测和修改神经活动。这将允许详细创建所需的神经状态，并通过刺激来维持它。鉴于这项任务的复杂性，还需要软件控制系统来进行维护。与 DBS 等系统不同的是，这种控制对于一个人而言过于细化且无法管理。出于这些原因，AI 增强技术可能会在更大程度上得到部署，而不仅仅是对神经数据的记录或分析。具有软件控制的闭环神经技术的人工智能技术提出了有关自由意志、智能体、责任和感知的问题。例如，患者对该技术的控制能力如何？如果技术失败的话可能会产生什么影响？对这些领域的深入研究将为我们提供一些思路和答案。

之前的研究已证实，在遗传学、神经回路、心理以及社会环境或社会因素等不同层面上出现的问题都会影响精神疾病的发生。从广义的计算角度来看，所有这些因素都会导致大脑的计算能力与它施加的环境或情境需求之间出现不匹配[23]。这表明计算模型不仅需要关注神经数据，还需要考虑主观报告甚至社会互动[24]。此外，在涉及具有虚幻或虚假内容的精神状态时（如幻觉或偏执信念等），这些精神障碍本质上取决于该个体所处的环境（如信念是真还是假）而不能通过观察该个体的大脑来确定。举例来说，伊丽莎白和鲍勃可能都相信他们受到了某人的威胁和挑衅，并且这种信念可能会以完全相同的方式在他们的大脑中实例化，然而，根据外部情况，这种信念可能算作也可能不算作一种症状——这种信念对伊丽莎白（真实经历了他人的威胁和挑衅）来说是真实的，但对鲍勃来说没有现实依据。此外，**计算精神病学的应用仍有可能忽略意识而导致"僵尸心理学"**，例如，人们之所以为精神治疗付费，除内部主观原因外，还与外部客观原因相关，因为他们可能是因为无法工作或照顾孩子而就诊，而不仅仅是因为他们感到悲伤[24]。僵尸心理学可能会处理外部客观关联并帮助患者恢复"功能"，但意识体验障碍可能会持续存在。

然而有时候，忽略意识体验的某些方面不仅是有用的，甚至是必

要的。预测自杀行为的风险就属于这种情况。自杀预测指标的数据通常包括自杀意念的主观报告，因为长期以来自杀意念一直被视为自杀的核心指标，然而，自杀未遂之前不一定有自杀意念，有些人可能不愿意报告自杀意念。由于这些原因，计算方法可用于预测自杀行为而不必依赖自杀意念的报告[25]，在这种情况下，忽略有意识的想法（自杀意念）不仅是可以接受的，甚至是可取的，因为它可使预测器更准确。当然，这也提出了一个问题，什么是"好的""正常的"或"病态的"意识体验，这还远未被清晰论证，许多关于意识的实证理论提出了相互矛盾的主张，并且关于支持普通意识过程的神经机制仍存在许多不确定性。因此，对意识体验的解释需要建立在规范判断的基础上，以完善我们对无序意识体验的理解。

目前，**计算精神病学的发展仍存在着一定的局限性**，并面临以下诸多挑战。

（1）**缺乏高质量的数据**：如其他人工智能模型的建立，计算精神病学需要高质量数据来进行分析和建模。这些数据包括脑部影像学数据、遗传学以及行为数据。然而目前这类数据常受限于收集范围和质量，因此很难得出准确的结论。

（2）**精神疾病的复杂性**：如果精神疾病不包含模糊概念，并且不根据症状或功能描述进行分类，机器学习的方法可能会有更好的表现。生物标志物等客观标准可能会为基于机器学习的精神病学提供更好的数据基础。但是，随之而来的是一个难题：技术运行得更好，是否等同于精神病学发展得更好？精神疾病复杂且存在较大的个体差异性，多因素都参与了它们发生发展的过程，并影响临床表现。在精神病学中，心理特征可能被视为精神疾病。例如，有些患者的特异性感受，如幻觉和偏执等，往往取决于其所处的环境。然而，目前的计算模型常常过度简化了这些因素，因此可能无法完全捕获这些疾病的复杂性。

（3）**缺乏标准化**：在使用的模型种类或其测量的变量方面都没有标准化的指标，因此很难比较不同研究中的结果。并且，精神疾病范畴内的许多概念也是无法量化的，例如，我们无法通过观察受试者的大脑来判定信念的真假。

（4）**伦理方面的问题**：计算精神病学常常涉及敏感的个人数据和信息，因此，隐私保护、保密性和伦理上的知情权等问题都需要特别注意。

（5）**实现的困难**：计算模型可能是计算密集型的，需要庞大的数据集以及数据的处理能力，这在许多情况下都是不可能实现的。此外，很多计算神经病学模型很难解读，使得我们对精神疾病的潜在机制和不同治疗的潜在效果的理解存在很大的挑战性。

第四节

基础设施智能

Google 提倡一种新形式的"基础设施智能"（infrastructural intelligence），它擅长集成到数据丰富的环境中并不断重新评估其认知架构，以与围绕它的数据云进行交换，并展示出假定的人类智能（如直觉等）。

在计算中，"默认模式"（default mode）是指在用户干预之外自动分配给软件应用程序、计算机程序或设备的设置阈值，它根据预定义的准则运行系统的基本组件，使用户能够即插即用并立即使用电子设备。此外，它是系统在发生故障时可以恢复的操作模式。**"默认模式"是系统的基础设施状态，在没有外部干预来区分的情况下在体验背景中完美执行任务。**"默认模式"在过去 20 年中已成为神经科学研究以及 DeepMind 算法设计中的一个重要概念。"默认模式"最早在 1995 年被提出，当时的学者发现与任务无关的图像和思想可能代表自我意识的正常默认操作模式。而在神经科学领域，"默认模式"出现于 2001 年，当时的神经科学家将其描述为"大脑功能的有组织模式"，并在目标和任务导向行为期间暂停。参与"默认模式"活动的区域随后被合并为功能解剖学相关的默认模式网络（default mode network，DMN）并被描述为与其他大规模但任务特定的网络存在反向关联性。例如，在认知输入最少的阶段，DMN 活动反而增加，这可能是对外部环境的观察性增强的结果。而 DMN 与执行控制网络（executive control network）之间所谓的拮抗关系被认为是由外部和内部进程之间对有限资源的竞争而非两个网络的功能不兼容所致。

DeepMind 的研发人员指出，**有三种不同的模拟相关的过程在某种程度上依赖于海马体**，它们分别是：① 提供对存储在内存中与构建场景相关的细节的访问；② 将这些细节重新组合到时空上下文中；③ 将模拟编码到内存中，以便它影响和指导未来的行为。

此外，研究人员还指出，在记住过去和想象未来期间激活的区域网络与 DMN 有很大的重叠。DMN 是对大脑静息状态进行研究时被报道的。当认知输入视觉刺激或心理任务不存在时，大脑被定义为处于静息状态，在这个阶段记录的大脑活动被称为基线活动，在完成任务条件时，这一基线活动水平会被减去以确定由认知刺激诱导的真正有意义的大脑激活水平。早在 1995 年，在将静息状态重新命名为大脑功能模式和分布式功能网络之前，大脑的静息状态就被指出"实际上是非常有活力的，由自由徘徊的过去回忆、未来计划以及其他个人想法和经验共同组成"。对脑功能成像数据的重新分析表明，即使是曾经被认为是 DMN 专有能力的自发思维，也是多个网络共同激活的结果。

在脑科学中，基础设施与对高级认知功能以及人类创造力、智力和主观性的相关大脑机制的日益增长的兴趣密切相关。在完成寻找和绘制大脑功能区域并且大脑的综合地图很容易获得之后，大脑成像的建模人员将神经科学的重点转移到分析结构在使用中的配置方式。在这方面，默认模式补充了成人大脑神经可塑性的发现，并动摇了对功能硬连线和严格隔离的大脑的信念。相反地，对于认知神经科学家而言，分布式大脑结构中的激活模式变得越来越突出。由于人脑成像过程是一个耗时、容易出错且特别昂贵的过程，所以此类"预测"数据被用作参考数据以丰富现有数据库并挑战寻求对大脑功能更有说服力的新模型。

在 MATLAB（一种本机编程语言）等软件的支持下以及工程、科学和经济学中使用的数值计算、建模和原型设计环境中，神经科学即将转变为工程学科。方法学家不必为神经科学家在实验室中重现焦虑时面临的脑成像实验问题而苦苦挣扎，他们可以享受面对屏幕的时间并专注于在他们的专业领域内重新配置大脑。

总结

　　人工智能从概念的提出到现在走过了不到 100 年的路，这期间经历过热潮期，也经历过行业的寒冬。一路走来，人们对于创造出可通过图灵测试机器的追求从未停止。**随着感知器、多层与卷积神经网络、深度学习、长短期记忆、生成对抗网络等技术的一步步发展，我们正在以跳跃的方式飞速朝着目标奔跑**。现在，我们迎来了创造性人工智能的时代，这使人们有信心设立更高的目标，规划更宏伟的蓝图。人类脑计划的持续发展在未来可能会带来新的机遇和挑战。一如人工智能理念提出时一样，人们对于"人工智能终将超过人类、最终统治人类的想法"的担心也从未停止过。深蓝和 AlphaGo 对人类职业选手的战胜，以及目前生成型人工智能的发展速度再度将这个话题带回公众视线。

　　目前，人工智能已经逐渐被应用于各个行业。对于医学这样一个具有特殊性且关乎生命的领域，人工智能也开始以谨慎的方式逐渐融入。在影像学或其他图像的识别中，它似乎开始展现了可靠的未来前景，在其他领域可能更多的是处于探索期。此外，人工智能带来的对已有体系、规则及伦理学的思考也有待各领域研究人员去探索及完善。

　　计算机、计算神经科学以及神经科学的研究者之间更好的合作可以激发出人工智能更大的潜能。大脑中的一些部分可能如计算机一样运作。如果可以深入了解生物系统的运行方式，计算机科学家可能会设计出更好的人工智能系统。从人工智能、深度学习或神经网络中，科学家也可以了解到单个细胞或者通路是如何实现计算的。因此，人工智能与基础神经科学研究者的合作潜力无限。

参考文献

[1]   Jang H, Huang S, Hammer D X, et al. Alterations in neurovascular coupling following acute traumatic brain injury[J]. Neurophotonics, 2017, 4(4): 045007.

[2]   Girouard H, Iadecola C. Neurovascular coupling in the normal brain and in hypertension, stroke, and Alzheimer disease[J]. J Appl Physiol (1985), 2006, 100(1): 328–335.

[3]   Hernandez-Meza G, Izzetoglu M, Osbakken M, et al. Investigation of optical neuro-monitoring technique for detection of maintenance and emergence states during general anesthesia[J]. J Clin Monit Comput, 2018, 32(1): 147–163.

[4]   Eastmond C, Subedi A, De S, et al. Deep learning in fNIRS: a review[J]. Neurophotonics, 2022, 9(4): 041411.

[5]   Titano J J, Badgeley M, Schefflein J, et al. Automated deep-neural-network surveillance of cranial images for acute neurologic events[J]. Nat Med, 2018, 24(9): 1337–1341.

[6]   Laukamp K R, Thiele F, Shakirin G, et al. Fully automated detection and segmentation of meningiomas using deep learning on routine multiparametric MRI[J]. Eur Radiol, 2019, 29(1): 124–132.

[7]   Prevedello L M, Erdal B S, Ryu J L, et al. Automated critical test findings identification and online notification system using artificial intelligence in imaging[J]. Radiology, 2017, 285(3): 923–931.

[8]   Larson D B, Chen M C, Lungren M P, et al. Performance of a deep-learning neural network model in assessing skeletal maturity on pediatric hand radiographs[J]. Radiology, 2018, 287(1): 313–322.

[9]   Burns J E, Yao J, Munoz H, et al. Automated detection, localization, and classification of traumatic vertebral body fractures in the thoracic and lumbar spine at CT[J]. Radiology, 2016, 278(1): 64–73.

[10]   Hetherington J, Lessoway V, Gunka V, et al. SLIDE: automatic spine level identification system using a deep convolutional neural network[J]. Int J Comput Assist Radiol Surg, 2017, 12(7): 1189–1198.

[11]   Olczak J, Fahlberg N, Maki A, et al. Artificial intelligence for analyzing orthopedic trauma radiographs[J]. Acta Orthop, 2017, 88(6): 581–586.

[12]   Misawa M, Kudo S E, Mori Y, et al. Artificial intelligence-assisted polyp detection for colonoscopy: initial experience[J]. Gastroenterology, 2018, 154(8): 2027–2029 e3.

[13]   Somashekhar S P, Sepulveda M J, Puglielli S, et al. Watson for oncology and breast cancer treatment recommendations: agreement with an expert multidisciplinary tumor board[J]. Ann Oncol, 2018, 29(2): 418–423.

[14]   Esteva A, Kuprel B, Novoa R A, et al. Dermatologist-level classification of skin cancer with deep neural networks[J]. Nature, 2017, 542(7639): 115–118.

[15]   Teare P, Fishman M, Benzaquen O, et al. Malignancy detection on mammography using dual deep convolutional neural networks and genetically discovered false color input enhancement[J]. J Digit Imaging, 2017, 30(4): 499–505.

[16]   Bejnordi B E, Veta M, van Diest P J. Diagnostic assessment of deep learning algorithms for

detection of lymph node metastasis in women with breast cancer[J]. JAMA, 2017, 318(22): 2199–2210.

[17] Itchhaporia D. Artificial intelligence in cardiology[J]. Trends Cardiovasc Med, 2022, 32(1): 34–41.

[18] Shimabukuro D W, Barton C W, Feldman M D, et al. Effect of a machine learning-based severe sepsis prediction algorithm on patient survival and hospital length of stay: a randomised clinical trial[J]. BMJ Open Respir Res, 2017, 4(1): e000234.

[19] Mirsadeghi M, Behnam H, Shalbaf R, et al. Characterizing awake and anesthetized states using a dimensionality reduction method[J]. J Med Syst, 2016, 40(1): 13.

[20] Shalbaf A, Saffar M, Sleigh J W, et al. Monitoring the depth of anesthesia using a new adaptive neurofuzzy system[J]. IEEE J Biomed Health Inform, 2018, 22(3): 671–677.

[21] Nagaraj S B, Biswal S, Boyle E J, et al. Patient-specific classification of ICU sedation levels from heart rate variability[J]. Crit Care Med, 2017, 45(7): e683–e690.

[22] Ozdemir V. The dark side of the moon: the internet of things, industry 4.0, and the quantified planet[J]. OMICS, 2018, 22(10): 637–641.

[23] Huys Q J M, Browning M, Paulus M P, et al. Advances in the computational understanding of mental illness[J]. Neuropsychopharmacology, 2021, 46(1): 3–19.

[24] Huys Q J, Moutoussis M, Williams J. Are computational models of any use to psychiatry?[J] Neural Netw, 2011, 24(6): 544–551.

[25] Horvath A, Dras M, Lai C C W, et al. Predicting suicidal behavior without asking about suicidal ideation: machine learning and the role of borderline personality disorder criteria[J]. Suicide Life Threat Behav, 2021, 51(3): 455–466.

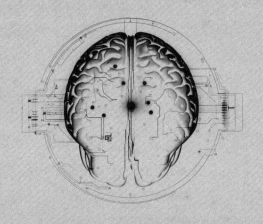

第二章

人工智能与神经科学的相互推动

智能体（agent）是对由传感器感知环境并由执行器作用于环境的所有事物的统称。人工智能体是通过智能体程序（agent program）来实现智能体函数。对于给定环境中产生的序列用性能度量来评估。当智能体通过执行器产生的动作序列是理想的时候，则认为该智能体表现良好。智能系统的基本原理包括简单反射型智能体、基于模型的反射型智能体、基于目标的智能体和基于效用的智能体等。① **简单反射型智能体**的决策只基于当下环境而不需要感知历史，因此较为简单，但智能有限。② **基于模型的反射型智能体**能够在传感器受限的情况下追踪世界的状态。③ **基于目标的智能体**涉及对未来的考虑，它在寻找实现目标的方法时，会采用搜索和规划，这样的智能体虽然效率较低，但更灵活。④ **基于效用的智能体**采用效用来评价其做一件事时的"快乐"程度，具体来说，以效用函数来反映内在的性能度量，当其与外部性能度量一致时，则可根据外部性能度量选择动作以使效用最大化。以上智能系统类型中，基于模型的、基于目标的或基于效用的智能体均可被构建成学习型智能体。这样的智能体可以在初始的未知环境中运行并变得比初始能力更强，它包含了性能元素、学习元素、评估者和问题生成器。其中，学习元素来自评估者对其表现的反馈，并在很大程度上取决于性能元素的设计。问题生成器负责对动作提出建议，包括建议一些探索性的行动。

人工智能在临床医学上的应用经历了怎样的发展历程呢？ 1959年，Keeve Brodman 等声称："对临床症状做出正确的诊断解释可以是一个在所有方面都合乎逻辑且定义完整的过程，以至于它可以由机器执行。"11 年后，William B. Schwartz 在杂志中写道："计算科学可能会通过技术增强并在某些情况下很大程度上取代医生的智能来发挥其主要作用。"然而到了 20 世纪 70 年代后期，令人失望的是，医学计算的两种方法——基于规则的系统和匹配或模式识别系统，在实践中并未像人们期望的那样成功，其主要缺陷之一是机器"缺乏"病理生理学知识。然而到了 20 世纪 80 年代，计算机仍无法胜任疾病诊断这项任务。到了 1987 年，基于规则的系统已被证明可用于各种商业任务，但尚未在临床医学中发挥作用。临床医生或许很想知道，为什么革命性的应用进展还没有发生？在 20 世纪 90 年代和 21 世纪初期，即使计算机速度较慢且内存有限，让机器成功执行某些重复性且因此容易出现人为错误的医疗任务的问题正在得到解决，例如，心电图（ECG）和白细胞分类技术的计算机读取、视网膜照片和皮肤病变的分析以及其他图像处理任务已成为现实。许多这样的机器学习（ML）辅助任务已被广泛接受并纳入日常医学实践中。之后，人工智能和机器学习程序越来越多地进入医学领域，包括但不限于帮助识别可能对公共卫生产生影响的传染病的暴发；结合临床、遗传和许多实验室输出，以识别可能无法检测到的罕见和常见病症。

人工智能与神经科学之间一个颇为成功的互动就是机器学习，它能在数据分析中应用计算机科学和统计技术来研究神经科学中复杂的大型数据集，其灵感来源于大脑处理外部信号（输入数据）的方法。随着对神经科学的不断探索，我们已经了解了越来越多大脑内部的"秘密"。未来，随着脑内各项活动机制的神秘面纱被更多地揭开，我们坚信人工智能技术会在生活的各个领域不断得到积极的发展。人工智能和机器学习在医学中的引入已经在某些方面和某种程度上帮助医学专业人员提高了医疗质量，随着技术的发展，它必将协助医疗工作者更好地完成临床诊疗工作并为人与人之间的互动留出时间，使医学成为我们都重视的有益职业。本章将着重介绍人工智能和神经科学在各自领域的发展过程中是如何相互推动并相辅相成地不断向前迈进的，这有利于我们看清目前已达到的成果处于何种位置，以及未来这些领域的发展将去向何方。

第一节

大脑模拟面临的机遇与挑战

婴儿通过日常与环境的身体互动和社交互动获得广泛的认知能力。通过这一发展过程，他们获得了基本的身体技能（如伸手和抓握）、感知技能（如物体识别和语音识别）和社交技能（如语言交流和意图估计）。这种涉及多种模式、任务和交互的开放式学习过程通常被称为终身学习。**下一代人工智能和开发机器人技术的核心问题是如何构建一个能够在家庭、办公室和户外等各种环境中进行终身学习和类人行为的综合认知系统**。认知架构是关于我们行为背后的人类智能机制的假设，对它的研究涉及开发一个类似人类的思维标准模型，它整合了广泛的认知能力，包括但不限于表征和记忆、解决问题和规划、学习、反思、交互以及认知的社会方面。其中，交互包括感知、运动控制和语言的使用；认知的社会方面包括意图共享、情绪表达、协作控制以及用于交流和协作的语言使用。我们先来看看大脑的高级认知功能是如何被控制的。

前额叶皮质（prefrontal cortex，PFC）参与多种高级认知功能，包括决策、解决问题和规划、工作记忆和注意力等。PFC

可进一步划分为不同的区域分别参与不同的功能。例如，背外侧区参与执行功能，腹内侧区参与情绪的调节和决策，而眶额叶皮质（OFC）则参与自我参照奖赏机制及社会行为。此外，背顶前额叶皮质（dmPFC）也参与学习和决策。腹侧前额叶皮质（vmPFC）对奖赏和基于价值的决策至关重要，还与社会情感显著刺激的视觉注意方面共同作用。PFC被认为和杏仁核存在双向交流，从而协同作用于根据情感和奖励的相关信息实现目标导向的行为并促进社会推断。此外，vmPFC还与扣带回、楔前叶、背内侧前额叶以及杏仁核相互作用，参与面部情绪识别、心灵理论能力（theory of mind ability）、处理自我相关信息等社会认知活动。基于上述功能，前额叶损伤可能导致认知行为缺陷，如决策能力下降、工作记忆受损及情绪失调等。vmPFC损伤可能造成共情和面部情绪识别的缺陷。此外，注意缺陷多动障碍（ADHD）、精神分裂症和抑郁等皆与额叶功能受损相关。PFC严重依赖多巴胺神经递质，该递质参与奖赏机制和动机。此外，血清素和去甲肾上腺素等其他神经递质也参与了它的功能。报偿效应是指当人类做出的一个决策被证实正确并产生了好的结果时，大脑就会向负责决策的区域发送"报偿"信号，从而促进人类认知能力的提升的良性循环。多巴胺为此效应的关键神经递质。动机分为生理动机和报偿动机。生理动机的中枢为侧下视丘系统，人类没有生理动机将无法生存。报偿动机的中枢为中脑边缘多巴胺系统，其目的是获得某种物质或精神上的补偿。眶额叶皮质神经元的活动表示了报偿期待值，运动前区皮质神经元的活动则反映了动机的强度。毒品成瘾是因为毒品过度活化了大脑的奖赏中枢。在成瘾后会产生耐受，故需要更大剂量的毒品才能达到同样的效果，否则就会造成身心的痛苦。因此，人在成瘾后是为了避免阶段的痛苦而不是为了追求快乐才会继续。多巴胺是报偿和成瘾的主要相关神经递质，在烟瘾、酒瘾、毒瘾、网瘾等各种成瘾的人类脑内，多巴胺水平均低于常人，而适当探索新事物可提高脑内多巴胺水平的作用。

　　海马由几层细胞构成，每层都有不同的功能，它对于新记忆的形成和储存、个人经历或事件的长时记忆、空间导航以及神经可塑性等方面均具有重要的作用。海马中的锥体细胞与其他脑区通过复杂的突触网络进行交流，而锻炼和学习反过来可以刺激海马中新生神经元的生长。海马中的信息转换率很高，对学习内容的巩固主要依靠海马促进新皮质的神经连接来实现的，这个过程的强化存在时间依赖性。初始输入首先在海马的齿状回中产生稀疏的活动并被传递到 CA3 区，在其中反复连接以形成一个完整的记忆痕迹，随后输出在 CA1 区产生稀疏模式，最后传递回新皮质。这样特异性的输出指引了特定记忆相关的新皮质位置，正如一本书的索引一样。人类和其他哺乳动物展现出的灵活智能大部分归功于大脑的最新进化补充，即新皮质区域。新皮质与丘脑和海马体等旧大脑回路相结合，使哺乳动物能够构建丰富的世界模型，支持在各种任务需求下的灵活行动。随后，记忆在皮质－皮质连接中储存，且这种连接逐渐增强，这个过程称为系统性巩固。除对新记忆的存储产生重要作用外，海马可能通过组装巩固的新皮质元素而对长时记忆的创造产生作用。海马受损不仅会影响近期记忆的形成和回忆，也会造成情景或自传类的记忆受损。

　　基底神经节由纹状体、内／外侧苍白球、丘脑底核和黑质等核团组成。这些核团很大程度上参与了自主运动及执行功能，如行为的控制和情绪。基底节的主要输入结构是纹状体，接收来自几乎整个皮质和丘脑的兴奋性输入以及来自黑质致密部的多巴胺能输入；而主要输出结构是苍白球内节和黑质网状部。基底节主要通过皮质纹状体通路接收信息。纹状体主要由中等多棘神经元（MSN）组成，是大脑的信息处理综合中心，其可被分为四个功能区，包括：① 感觉运动功能区；② 边缘功能区；③ 位于背内侧的第三关联区；④ 位于尾部的第四功能区。壳核感觉运动环路输出到初级运动皮质、辅助运动区和运动前区皮质；尾状核关联环路输出到前额叶皮质；腹侧纹状体边缘环路输出到前扣带回皮质和内侧前额叶皮质。基底神经节介导了习惯的学习，然而，纹状体不同区域对习惯的获得和表达存在差异性。从依赖偶然性的学习到习惯性反应的行为演变与腹侧纹状体向背侧纹状体处理的转移有关。黑质纹状体通路和背侧纹状体的损伤会破坏习惯的形成。纹状体、内 / 外侧苍白球以及黑质网状部主要由 GABA 能神经元组成，丘脑底核主要由兴奋性神经元组成，而黑质致密部主要由多巴胺能神经元组成。多巴胺参与了奖赏过程及奖赏动机。

杏仁核位于颞叶深部，是大脑皮质下的枢纽之一，边缘系统的重要组成部分。杏仁核主要参与情绪，特别是恐惧和攻击性情绪的处理。同时它还参与情绪性记忆的形成和巩固，即增强具有强烈情感意义的记忆的存储。此外，杏仁核还参与社会行为和处理社会性提示（如面部表情和肢体语言）以及识别和应对社会性威胁和奖赏。杏仁核的神经元对身体、面部及表情、眼睛及注视方向、社会地位及对社会伙伴行为的观察等做出反应。值得注意的是，杏仁核还是处理重大情感事件的中心。众多协调情感和社会行为的回路将相同的神经元子集纳入杏仁核内不同的集合中。单个杏仁核神经元的活动通常可以传递多个刺激维度或任务参数的信息。杏仁核与内、外侧眶额皮质之间的环路参与了奖赏记忆的学习和使用。当需要做一个决定时，先前学习的刺激-结果等联想关系在我们脑海里模拟可能出现的结果，通过这样的过程来支持我们做出的决策。涉及杏仁核与前额叶的边缘系统网络中神经活动的协调整合了来自杏仁核的情感和奖励信息。此外，杏仁核的BOLD 信号与人脸的社会等级相关。杏仁核与 vmPFC 相互作用，对奖赏处理和决策很重要。因此，杏仁核发生病变的患者无法在信任游戏中通过观察他人的决定来学习可以信任谁。杏仁核的功能失调与焦虑性疾病、创伤后应激障碍及抑郁等精神疾病相关，还可以引起面孔和注视处理等一系列社交缺陷，进而引起不适合当下情境的社交行为和社会判断。杏仁核内大多数细胞是 GABA 能细胞，它们完成了基底节环路特征性的相互抑制。

许多科学领域试图更好地了解人类思维，包括认知科学、神经科学、机器人技术等，每个领域都采用独特的方法，而认知架构通常被视为类人思维的标准模型。在认知和发展机器人技术中，机器人需要集成广泛的传感器信息并执行各种认知任务以探索环境、抓取和处理物体以及与人互动。在这种情况下，需要一个认知架构来整合各种基本认知模块。为了建立这样一个认知架构，最好用尽可能少的理论和计算元素（原始结构、电路、计算节点等）来描述整个大脑的计算，而概率生成模型（probabilistic generation model，PGM）是用于此目的的计算模型的有力候选模型。PGM 是对原因如何产生感觉的概率描述，即观察到的数据。也就是说，PGM 是时刻观察数据联合概率分布的统计模型，它学会预测这些观察结果，这通常也称为预测编码和自由能原理（FEP），FEP 是解释人脑的一个强有力的想法，它是贝叶斯推理和人脑学习的规范框架。对于类似人类的发展认知系统，需要无监督（或自我监督）学习，PGM 适用于无监督学习，不需要人工注释的数据进行训练，也可以集成在一起学习，适用于为终身学习机器人开发综合认知架构。通过整合基本认知模块来开发认知架构，为我们提供了很大的自由度和组合的复杂性。我们可以使用人类或动物大脑架构作为参考模型来减少综合认知系统的设计空间。在快速发展的神经科学领域，研究人员开始对人类和动物的大脑的解剖结构以及其中发生的各种神经活动有了一定的了解。然而，这种知识的组织方式不适合有效地约束认知架构的设计空间。因此，使用全脑结构（whole brain architecture，WBA）的方法定义了一种称为大脑参考结构（brain reference architecture，BRA）的数据格式，它是大脑的参考模型，并以适合该应用的标准化方式描述了神经科学领域的知识。

当我们寻求构建基于人脑架构的具身通用型人工智能（AGI）时，即使用 WBA 方法并为架构提供参考模型时，必须克服两个挑战。首先，有许多可供选择的机器学习方法开发元素模型并将其集成到认知架构中。如果每个基本认知模块都是基于随机的机器学习方法开发的，则很难使用连贯的框架将它们集成起来。其次，发展性认知架构应该能够让所有认知模块根据机器人获得的真实世界感觉运动信息一起学习。这对于实现终身学习是至关重要的。然而，大多数基本的认知模块，即人工智能功能，都是在不同的设计原则下独立开发的。为了克服这些问题，受人脑架构启发，研究人员提出了一种基于 PGM 理论开发基本认知模块并将它们集成的方法用于开发机器人创建认知架构，以成为完全模仿人类认知系统、能够终身学习作为目标的综合人工认知系统。这样的系统必须整合多模态信息，并在发展上学习许多认知技能。在开发过程中需要特别考虑以下几点：

（1）开发强调特定任务性能的机器学习算法和信号处理模块。

（2）机器学习算法考虑与整个大脑结构而不仅仅是部分结构的相似性。

（3）身体与环境之间的相互作用，包括传感器和真实环境。

（4）考虑时间线的发展学习。

（5）考虑计算和能源效率。

以下两项研究尝试了基于整体大脑功能建模的可能性。首先，Eliasmith 等在 2012 年提出了一种神经架构 Spaun，它对整个大脑功能进行建模，旨在通过弥合神经元反应和整体功能之间的差距来阐明机制[1]。然后，Sager 等在 2016 年开发了一个名为 BabyX 的系统，它试图从功能的角度模拟整个大脑，它使用大脑功能模型的传感器 - 运动系统可以生成逼真的面部表情[2]。然而，模拟整个大脑功能的复杂性尚未实现，这些系统很难扩展，因为它们缺乏基于统一机器学习理论的原则来管理整个模型和系统的抽象方式。此外，这些研究专注于有限的以单一目的为导向的任务，如面部表情生成、视觉图像识别和模拟机器人手臂的控制等。发展机器人的适当认知架构应使机器人能够通过交互和终身学习能力在真实环境中执行广泛的任务。此外，神经科学倾向于研究大脑的部分区域和特定功能（使用所谓的蠕虫眼视图），因此可能无法有效地掌握整个大脑结构。

然而，将整个大脑的结构映射到机器学习模型上并非易事，因为构建它所需的神经科学知识是庞大而复杂的。Doya 等在 1999 年基于小脑、基底神经节和大脑皮质分别专门从事监督、强化和无监督学习范式的假设创造了一个模型原型[3]。在此基础上，后来的研究又开发了一个综合认知模型[4]，其重点是大脑皮质中的无监督学习范式，这是通过将观察结果映射到潜在变量的 PGM 中实现的。该范式被认为是一个基本模块，同时连接了对应于基底神经节的强化学习模块和对应于小脑的用于运动控制的监督学习模块。此外，该认知模型还连接了隐马尔可夫模型作为学习机制，使机器人能够使用维持比算法等动态规划执行更长时间的规划。受这个大脑基本假设的启发，全脑概率生成模型（WB-PGM）的各种原型在实际机器人中得以实现，分别表现为：

（1）机器人可以通过使用许多真实物体与人类互动来学习物体概念以及概念和单词之间的关联性[5]。

（2）机器人可以通过自己的经验学习使用物体[4]。

（3）机器人可以通过与人类对应物的交互来获取地点的概念和名称[6]。

从计算的角度来说，WB-PGM 可以分为三代：

（1）第一代是概率生成过程中描述的 PGM，这是最基本的结构，模型学习是概率分布的参数估计问题，使用 Gibbs 抽样或变分推理来实现。

（2）第二代是以变分自编码器（variational autoencoder，VAE）

为代表的深度 PGM，用神经网络学习代替概率概率分布的参数估计，学习是通过使用神经网络最大化证据下限来实现的。

（3）第三代是一个使用自我注意机制和自我监督学习的结构。自我注意机制因其在 BERT、GPT 等自然语言处理技术中的极高性能而广受关注。对比学习是自我监督学习的一种代表性方法，它使神经网络能够在没有监督或明确定义生成过程的情况下执行表征学习，这种方法适用于各种任务，包括视觉识别和强化学习。

要创建整个大脑的 PGM，关键是要构建整个大脑的信息流（brain information flow，BIF），设计相应的假设组件图（hypothetical component diagram，HCD），然后运行相应的生成-推理过程分配（generation-inference process allocation，GIPA）来创建 PGM。对于海马体的形成，已为 PGM 创建了数据；对于新皮质、丘脑和基底神经节之间的相互联系，目前正在进行 BIF 和 HCD 的数据创建；而对于眼球运动、屏状核、基底神经节和小脑，目前正在构建 BIF。当然，为了覆盖整个大脑，还需要设计其他大脑区域，包括杏仁核、中脑和脑桥。因此，对 WB-PGM 的开发仍处于初级阶段，理想情况下，WB-PGM 应该涉及全脑认知模块和功能，但目前基于 PGM 的综合认知架构的例子只涉及非常有限的大脑功能。

构建 WB-PGM 有两个优点。首先，它可以作为大脑研究的参考。PGM 描述变量之间的信息关系，通过提供此类信息，神经科学的研究人员可以向人工智能和机器人技术的研究人员提供反馈，说明当前模型在大脑方面缺乏什么。其次，人脑具有递归结构和双向连接，然而，在表示 PGM 的概率图形模型中，连接两个变量的有向箭头并不意味着两个节点之间不存在反向连接，因为箭头表示生成过程而不是物理连接，在推理过程中，应考虑反向信息流。从这个意义上讲，当我们比较概率图形模型和人脑中的神经连接时，有必要将生成过程与推理过程区分开来。

在未来的某个时候，我们相信，WB-PGM 的构建可能有助于实现终身学习机器人，WB-PGM 有望通过在其发展中利用神经科学和认知科学领域的发现，使整个认知系统适应终身学习。WB-PGM 应该通过在现实世界的任务中对其进行评估来验证。

第二节
人工智能的多尺度计算

多尺度计算可以在一个系统的多个层次或粒度尺度（scales of granularity）上操作，从细粒度（fine-grained）到粗粒度的不同粒度级别进行分析，并对结果集成，以形成对整个系统更全面的理解。例如，在图像识别中，多尺度计算从像素级别到目标级的不同分辨率进行图像分析，从而提高人工智能系统的准确性和鲁棒性（robustness），并减少训练所需的数据量。

让我们从以下情况中了解多尺度计算的重要性。我们生活在一个充满灾难性危机的世界中，这些危机涉及不同时间和空间尺度的等级层叠时间，特别在气候变化的时代，我们需要工具以更细粒度的方式提前正确预测此类环境危机。以 2019—2020 年澳大利亚野火事件为例，为了了解火灾的实例和进展，应考虑在时间和空间尺度上发生的效应因素，这些效应因素相差几个数量级。例如，（正）印度洋偶极子（pIOD），表征印度洋东部海面温度高和印度洋西部海面温度低的特点，产生异常的东风，导致澳大利亚和东亚的干旱条件。这些极端事件的发生周期约为 20 年，然而，包含温室气体效应的非线性模型预测越来越极端的 pIOD 频率。因此，野火预测可以在很长时间范围内包含这些变量，因此人类无法获得，为了构建区域预测，用于识别烧毁地区的每日（红外）卫星图像将提供大量信息。换而言之，需要具有不同预测有效性的不同数据来源（如燃料和火灾条件）来预测此类事件的发生和轨迹。这种前瞻性推断远远超出了人类的能力。即使是当前的人工智能方法，如深度学习，也被用于特定的分类任务（如烧毁与未烧毁的地球）而没有模拟合并预示着火灾前一连串变化的数据所需的时间尺度范围。另外，在其未来的（生成）模型中包含丰富且适应性强的时间尺度范围的人工智能体可能会提供新的希望。这种人工智能体不仅可以将其感官的频率范围（超越人类）扩展到超慢频率，还可以在近连续的时间范围内与动力学保持一致。这可以使其能够检测到一系列微事件何以以非线性方式转变为长时间的森林大火。目前的人工智能在复杂性匹配方面存在问题，包括社会、文化、生态等异质、高度可变和动态的环境（如这个例子中生态环境的不断变化）。这可能部分与当前 AI 中相当受限的架构有关，该架构仅允许有限范围的时间尺度，因此与相当有限数量的不同环境保持一致。因此，复杂性匹配的实现和时空层次组织可以被认为是提高智能体复杂性与环境匹配程度的第一步。类似地，我们可以潜在地开发人工智能体，以逐渐更细粒度的空间和时间方式增强并最终增强我们对其他环境危机及其级联前因的感知，了解计算精神病学背景下的这种分层预测的工作示例，这可能与目前所述的这种情况特别相关，即在实际爆发之前预测具有级联事件的自然和疾病灾害，比如 2020 年新冠肺炎疫情大流行。

目前，人工智能的多尺度计算已被应用于多个医学领域（详见前文），其中包括以下几个方面。

（1）**医学影像学**：多尺度计算被用于医学图像分析以改进诊断的准确性和效率。例如，通过在不同分辨率水平处理图像并整合不同尺度的信息，可以检测乳腺钼靶成像、MRI和CT等影像学检查中的一些细微异常。

（2）**药物发掘**：多尺度计算可以模拟药物在不同生物组织层面上（包括从分子互相作用到整个机体反应）的效果，从而有助于识别新的候选药物以及预测它们的药效和不良反应。

（3）**疾病诊断**：多尺度计算还可以整合多种类型的数据，如将基因分析数据和临床数据进行整合来改善疾病的诊断和预后，并有助于识别新的疾病亚型和生物学标志物（如通过分析分子数据来识别肿瘤亚型并预测肿瘤对不同治疗的反应性）。

（4）**个体化医疗**：通过多尺度计算，将患者的基因、环境及生活方式等来预测个体对药物和治疗的反应性，从而帮助设计个体化的治疗方案。

（5）**医学机器人**：通过整合来自不同传感器和多模态的信息来控制医学机器人，如手术机器人，以改进它们的准确性和安全性。

（6）**电子医疗记录**：可以分析电子医疗记录里的大量患者数据来识别患者健康状况和趋势，有助于更好地管理疾病和治疗疾病。

（7）**虚拟助手**：可以通过提供个性化的医疗建议、安排预约以及提醒患者吃药等来帮助患者实施健康管理。

第三节
重现感官是
重要的环节

视觉、听觉、嗅觉、味觉和触觉都是人体重要的感觉，这些感觉不但可以单独被感受，还可以整合并相互作用，即发生联觉。例如，暖色系会让人感到温暖，而冷色系则相反。这是神经元跨脑区联动的结果。在生活中，我们也常说"第六感"或"直觉"，究其本质，是对突然出现的事物或现象的快速识别并做出综合理解判断。**人工智能可以通过编程以与人类相似的方法识别和解读感觉输入，AI 模型需要接受大量数据的训练来模拟人类的感官。**多感官整合，特别是大脑如何整合视觉和前庭信息以在运动或空间导航过程中实现有效的自我运动感知，这样的想法已经被运用于自动驾驶系统，它整合了来自多个来源的信息，包括 GPS 导航定位系统、惯性运动单元、摄像机和雷达，以帮助我们在复杂和动态的场景下驾驶。此外，2014 年诺贝尔奖获得者 May-Britt Morser 和 Edvard Morser 于 2005 年在啮齿类动物的内嗅皮质中发现的网格细胞（grid cells）引发了后续一系列在人工智能领域的研究，旨在了解它们在导航中的功能。当有机体在环境中导航时，大脑会处理高维感官数据，这就意味着，研究大脑的神经科学家将面临极其复杂的高维数据集，并且这些数据集越来越难以分析，这一挑战的一个突出例子是高分辨率连接组学（high-resolution connectomics）的新领域，其中 3D 电子显微镜（EM）数据集正在打破拍字节（PB）级的大小障碍。分析这些数据是一项重大挑战，只有借助机器学习技术，重建此类数据集才变得合理。此外，功能成像（functional imaging）或行为跟踪（behavioral tracking）的数据也需要大量的自动化分析，并构成了机器学习算法可以取得成果的其他示例。这种观点说明了机器学习如何帮助神经科学以及我们如何在许多相关环境中设计出与人类数据分析一样强大的算法。

我们希望使四肢瘫痪的人能够自然而然地伸出机械臂并抓握住东西，就像用他／她自己的手臂一样。为了实现这一目标，研究人员收集了大量瘫痪患者的大脑活动记录，从理论上说，这将能够识别神经元中的电活动模式，这些模式对应于一个人试图以特定方式移动手臂，以便将指令传递给假肢。从本质上讲，这一过程是想要读懂瘫痪患者的心思。但事实证明，这是一个非常具有挑战性的难题，因为这些来自大脑的信号真的非常复杂。于是，研究人员转而求助于人工智能，他们将自己的大脑活动记录输入人工神经网络中——一种受大脑启发的计算机架构，并要求它学习如何复现数据。**这些记录仅来自大脑中的一小部分神经元，即人类手臂运动所需的 1 000 万到 1 亿个神经元中的大约 200 个神经元。**为了理解这么小的样本量，计算机必须找到数据的底层结构，这可以通过以下模式来描述：研究人员称之为潜在因素，它控制着记录活动的整体行为。这项工作揭示了大脑的时间动力学，其神经活动模式从一个时刻到下一个时刻的变化方式，从而为手臂运动提供了比以前方法更细粒度的指令集。当前技术可以记录几乎以毫秒为单位的精确移动，这正是我们控制一个机械臂所需要知道的。以上工作只是人工智能与认知科学之间相互作用日益增长的一个实例。人工智能具有识别大型复杂数据集中模式的能力，在过去10年中取得了显著的成功，部分原因是模拟了大脑如何执行某些计算。与大脑中的神经元网络相似，人工神经网络（ANN）使计算机能够区分猫和椰子的图像，以足够准确的方式发现行人来引导自动驾驶汽车，以及识别并回应我们所说的话。现在，认知神经科学开始受益于AI的力量，它既可作为开发和测试关于大脑如何执行计算想法的模型，也可作为处理复杂数据集的工具。AI的不断发展使神经科学家能够进一步了解大脑中的计算方式，这种坚持不懈的努力可能会使机器能够具有越来越多类似人类的智能。

视觉感知

人眼经光学系统在眼底视网膜形成物体的图像，并由视网膜转为视觉冲动，来自双侧的视神经在视交叉处产生部分交叉，并经外侧膝状体后形成视放射，将信息传递至视觉皮质。这条视通路主要负责视觉刺激的精细加工及智能识别。通过这样的方式，物体的颜色、形状、深度、立体视觉及运动状态等信息可以经由眼睛传至大脑。视皮质主要位于枕叶，接收视神经传入的光和颜色的相关信息，分为V1、V2、V3和V4区。此外，还存在位于中颞区的V5区。视皮质神经元存在高度特异性，故可以选择性地回应不同种类的视觉刺激。例如，V1区负责基本的视觉处理，如探测物体的边缘和线条；V2 区是色调敏感区；V3 区是信息过渡区；V4 区是色彩感知的主要区域；V5 区则为对运动相反应的区。视皮质可以根据视觉经验进行改变，称为视觉的可塑性。因为视皮质神经元接收到的突触只有不到 10% 来自前馈投射，因此许多方面的视觉反应无法通过前馈模型来预测。行为状态对视皮质的处理有着很强的影响。动物实验发现，小鼠在行走或奔跑时，V1 区的反应比安静时更强、更可靠；而当在黑暗中跑步时，V1 区也更活跃。此外，运动还进一步影响 V1 区的视觉反应，如增加其空间敏感性等。当一个感觉刺激与行为相关时，重复的练习在进行知觉任务时可以进一步提高感觉响应。此外，学习也可以改变特定高级大脑皮质传递到视皮质信号的强度和（或）性质。除上述信息输入通路外，还存在上丘-丘脑枕-杏仁核的皮质下视通路，它与情绪视觉信息（尤其是恐惧视觉信息）的输入密切相关。

与此同时，人类的视觉处理也包括了两条分工不同的并行通路，即背侧通路和腹侧通路。背侧通路又称空间通路，负责处理视觉深度和运动的信息。腹侧通路又称内容通路，负责处理视觉形状和颜色信息以及物体知觉和识别，还与长期记忆有关。腹侧通路的每个皮质区均处理来自前一级皮质区的信息。经过这样的处理，更抽象而复杂的表征产生了，并被与记忆存储的物体形状表征进行匹配。大脑可通过序列分级处理和平行处理两种模型来处理视觉信息。前者认为，视觉信息被各级神经元以串联序列由下级向上级传递和处理，后者则认为不同性质的视觉信息由不同的通道进行预处理，进入皮质后则分别由不同性质的神经元进行处理。此外，所有视觉信息均会到达下颞叶、顶叶及额叶的更高级视觉皮质，从而形成视觉的认知和联想。在视觉信息由 V1 区传递的过程中，相对应的神经元的感受野都较前一层增加 2.5 的系数，而高级神经元将信息集成在多个低级神经元上，从而编码更复杂的特征。视觉信息可通过组装编码的方式来生成，由注意力来决定从零到整或从整到零的方式。

人类大脑对看到的对象进行识别是个很复杂的过程。两侧的腹侧通路首先共同形成视觉表征，并在右侧大脑半球中产生对象知觉。随后，由左侧半球将其与已存储的对象名称、功能等信息进行联系。视觉识别的快速通路对对象进行整体识别以辅助慢速通路对其局部信息进行识别。视锥细胞可感知红色、绿色及蓝色的光波波长，而视杆细胞可以区分亮度。颜色的感知与形状及深度的信息密切相关。在人类对外界事物进行观察时，眼球的运动有着重要的作用，但易于被忽略。例如，只有对物体注视才能加工大部分的视觉信息，而双眼注视时的微小运动才能对抗神经适应，避免静止对象的"消失"。此外，只有眼球运动，才能追踪正在观察的缓慢移动的物体。当一个对象以适当的速度移动时，视网膜相邻的部位连续受到刺激，从而产生对对象运动的感知。而当对象运动得过快或过慢时，则人类不能产生运动知觉。此外，对于对象的立体视觉感知也是视觉感知中很重要的一方面。当双眼注视一个事物时，反射回视网膜的信号在脑内合成完整的像，并可以对该点与周围进行距离、深度、凸凹等方面的辨识。视觉也受意识、预设前提、情景等的影响。我们常说的"脑补"即为视觉受了意识的影响。

人类视觉的处理也是一个复杂的过程。格式塔理论强调整体性，认为人类对视觉图像的认知不是对每个子集的简单拼凑，而是经过知觉系统组合后的形态和轮廓。在这个整合的过程中，大脑可能通过将距离相近的部分、具有相似性的部分、构成封闭实体的部分、具有微小共性的部分以及具有平滑、对称、规则特征的部分进行组装，从而形成一个整体。而马尔计算视觉理论则认为，图像的形成是从初始简图逐渐形成三维模型的过程。

视觉感知（visual perception）是解读和分析来自图像和视频的视觉信息，包括识别物体、人脸和场景。目前的 AI 技术可以使用深度卷积网络来模拟视皮质的编码特征。加利福尼亚斯坦福大学 Wu Tsai 神经科学研究所的计算神经科学家 Daniel Yamins 采取了构建一个能够再现大脑数据的人工系统的方法。在 2014 年，当 Yamins 在剑桥麻省理工学院担任博士后研究员时，他和同事们训练了一个深度神经网络来预测猴子在识别特定物体时的大脑活动[7]。人类和猴子的物体识别是由腹侧视觉流（ventral visual stream）的大脑系统执行的，该系统具有两个主要的结构特征，首先，它是视网膜定位的，这就意味着大脑中视觉处理通路的组织方式反映了眼睛是如何接收视觉信息的。其次，它是制度层次分明的，大脑皮质的特定区域执行越来越复杂的任务，从仅识别物体轮廓的那一层到识别整个物体（如汽车或面部）的更高层。然后，对于更高层是如何工作的其中的细节我们仍然知之甚少，但结果是，大脑可以在不同位置和不同光照条件下识别物体，当它根据距离看起来更大或更小时，甚至当它被部分隐藏时，计算机会经常被这些障碍所困扰。Yamins 等根据与人类相同的视网膜分层结构构建了他们的深度神经网络，并向它输入了 64 个物体的数千张图像，这些物体的大小和位置等特征各不相同，随着网络逐渐学会识别这些物体，它产生了几种可能的神经活动模式，然后，研究人员将这些计算机生成的模式与猴子在执行类似任务时从神经元记录的模式进行了比较，事实证明，最擅长识别物体的网络版本是那些活动模式最接近猴子大脑的版本，你会发现神经元的结构被模仿在网络的特定结构中了。研究人员能够以约 70% 的准确率将他们的网络区域与大脑区域相匹配，当研究假设被提出后，下一步就是对其进行检验，这时，人工智能再次提供了帮助。AI 可以提供大脑活动的代表性描述，可以对其进行调整以查看哪些因素可能对完成特定任务很重要。然而，研究人员在可以干预健康人脑过程的程度方面受到了伦理学考虑的限制，因此人类神经活动的许多记录来自癫痫患者的大脑，因为从这些患者因治疗疾病而被切除脑组织中植入电极是被允许的。另外，动物模型使研究人员能够使用更具侵入性的程序，但有些人类行为，尤其是语言，无法在其他物种中复制。未来，可以模仿人类行为并且不受道德问题干扰的人工智能系统将为科学家提供额外的工具来探索大脑的工作原理：例如，研究人员可以教一个网络重现语音，然后削弱该语音来观察发生了什么。

听觉感知

声音以特定的频率传入听毛细胞，经螺旋神经节和听神经、经耳蜗核和上橄榄核、经外侧丘系至下丘、再经内膝状体至听觉皮质。在听觉的传导过程中发生交叉，最终声音被传至双侧大脑半球。听觉皮质主要由 Brodmann 41 区、42 区和 22 区组成。41 区为听觉的初级感觉皮质，其前内侧部更多地接收低频音，后外侧部更多地接收高频音。而 42 区和 22 区是听觉的联络皮质。对于生物来说，听觉的一大重要作用在于空间定位，通过比较两耳接收声音的时间、强度（强差）、频率等的不同对声源进行定位，听觉的时差和强差在被分别处理后再整合。以空间信息的编码来说，水平方向为时间同步的编码，而垂直方向为信号强度的编码。在获得简单定位后，交由更高级的皮质区进行进一步信息处理。

听觉感知（auditory perception）是可以识别和解释音频信号，包括语音、音乐和环境声音。上述研究结果[7]还证实了，腹侧视觉流的结构对其处理能力至关重要。2018 年，Yamins 等使用听觉皮质进行了类似的壮举。他们创建了一个深度神经网络，能够以与人类相同的精度从 2 秒的剪辑中识别单词和音乐流派[8]。它帮助研究人员确定皮质的哪些区域执行语音识别，哪些区域识别音乐，这是理解听觉系统所跨出的一小步。神经科学家距离理解大脑如何进行诸如区分爵士乐和摇滚乐之类的任务还有很长的路要走，但机器学习确实为他们提供了一种构建模型来探索解决这些问题的方法。Yamins 认为如果研究人员能够设计出与大脑相似的系统，他们的设计可以为大脑如何解决这些任务提供信息。这一点很重要，因为科学家通常没有关于大脑如何运作的工作假设。让机器执行特定任务将至少为大脑如何实现相同目标提供一种可能的解释。

嗅觉和味觉感知

嗅觉信息通过鼻黏膜的双极神经元传递至嗅球进行整合，继而通过嗅神经传递至嗅皮质。初级嗅皮质探测气味的变化，而次级嗅皮质辨别气味的类型。有趣的是，嗅皮质与边缘系统如杏仁核、海马和扣带回相联系，因此特别的气味总是与人们的记忆相连，并可以影响人们的情感。

人类舌头的表面分布了数以万计的味蕾，味觉信息由此经面神经、舌咽神经和迷走神经传递至脑干的孤束核，交叉后传入丘脑腹后内侧核，然后投射至中央后回与面部感觉相邻的脑区以及岛叶。

相较于视觉和听觉，人工智能对嗅觉和味觉的识别进展远远落后，主要原因之一是视觉和听觉的数据获取相对容易且标注较为简单，而嗅觉和味觉的标注就非常稀疏了。因此，AI 在这两方面的应用还处于非常初期的探索阶段。

触觉感知

大脑对感觉的通路比较复杂，因为感觉包括特异性的视觉、嗅觉、听觉等，也包括痛觉、温觉、粗触觉和压力感觉、浅感觉、精细触觉以及深感觉等。这些信息先由周围神经系统处理，然后传送至大脑的高级中枢进行进一步的整合和处理。简单来说，躯体和四肢的痛温觉通过脊髓丘脑束上传，经脑干终止于丘脑腹后外侧核，继而通过丘脑腹后外侧核形成的丘脑皮质束经内囊投射至中央后回和旁中央小叶。躯体及四肢的粗触觉和压力觉同样通过脊髓丘脑束上传，终止于丘脑腹后外侧核，继而通过丘脑皮质束经内囊投射至中央后回及旁中央小叶和第二躯体感觉区。人体的精细触觉及深部感觉由薄束楔束传导，经内侧丘系交叉后终止于丘脑腹后外侧核，继而由该处发出丘脑皮质束，经内囊后肢投射至中央后回及旁中央小叶，以及部分投射至顶上小叶和中央前回。面部的痛温觉传导路径相对短，由相应的神经根传至脑干的各神经核。感觉环路受专注和期待等不同因素影响，这些因素影响了信息处理，从而引起了知觉的偏差。相应地，感觉环路可以根据环境因素进行调整。

感觉的传导看似简单，其实也与精神心理等多个方面相关。例如，疼痛是一种很复杂的多维体验，这中间不但涉及躯体感觉，也在情绪和动机回路中造成了对负面情绪的编码，并驱动停止这种不愉快的感知。此外，认知回路会对疼痛的体验进行评估和调节。疼痛这种伤害性信息一旦传入，机体即快速做出撤退等反应，并将信息传递至前脑进行处理，从而限制伤害性刺激。另一种复杂的感觉信号为痒。痒的信号由外周传递至脊髓，进而通过上行的通路传递至大脑，在多个脑区和环路中进行进一步处理。大量脑区参与了痒信号的处理，包括丘脑、初级和次级躯体感觉皮质、前额叶皮质、前扣带回皮质、岛叶皮质、运动前皮质、运动皮质以及顶叶皮质。其中，躯体感觉相关脑区编码了痒感的强度、空间和时间，运动区参与了应对痒的行为，而前额叶和前扣带回等高阶皮质则参与了相对应的情绪和动机。人工智能对于人类的感觉尚无法进行完整复刻，但目前的脑机接口技术已可对感觉进行部分替代。

第四节
对语言的模拟在不断突破创新

语言是非常重要的沟通方式，知识是通过语言传递的。语言对大脑的发育和功能具有非生物学和非生理学的影响。语言能力是通过人类进化过程获得的，它使我们能够通过使用我们的发声系统组合语言符号来交流复杂的信息，从而传递知识并形成社区和社会。**人类语言的一个重要方面是符号系统不直接编码在生物基因中，相反地，它被编码在文化基因中。**语言环路由不同脑区构成，它们协同工作，共同促进语言感知、语言产生、读和写等相关语言功能。参与语言的重要脑区包括位于额叶的 Broca 区和位于颞叶的 Wernicke 区。其中，Broca 区参与了协调发音程序的产生、语法结构的处理以及言语的动机和愿望，而 Wernicke 区参与了语言的理解。其他参与语言处理的脑区还包括了角回和颞上回等。角回参与了读（阅读中枢）和写，而颞上回参与了语言的理解。枕叶和颞叶的交界处与命名相关，第三额回后部则为书写中枢。语境（contextual）被认为是通过更高级的脑区自上而下的投射、区域内水平连接或神经调节来实现的。前扣带回和相邻的刺激运动皮质向 V1 区进行投射，从而特异性地激活调节跑步的 V1 细胞。除语言涉及的共同脑区外，不同的语言还可能涉及不同的脑区。例如，相较于说英语，说汉语时会更强地激活双侧顶叶，这可能是因为汉字独特的笔画空间方位表征。

对于不同事物的命名激活了不同的脑区。在命名实物时，颞枕叶和前内侧颞叶均被激活；在命名任务时，颞叶为主要激活的区域；在命名动物时，颞下回中部为主要激活的区域；而在命名工具时，颞下回后部为主要激活的区域。词汇具有范畴水平、词元水平、词素或声音水平等不同阶层，并以网络形式组织。在口语产生的过程中，单词的语义特征激活了词汇节点，进而激活了语音片段。最后，词汇根据特定语义类别被分别组织起来。单词的产生包括概念准备、词汇选择、语素和语音编码、音素编码及发音等过程。句子的层次结构则是由线性排列的短语和单词组成。大脑语言中枢处理语言信息时面临着巨大的时间压力，因此在进行句法分析时通常遵循最少修饰原则。

引入机器语言翻译中常用的具有长短期记忆的深度循环神经网络（recurrent neural network，RNN）可将脑电图（EEG）信号转译为文字。编码器可学习句子结构，使用端到端网络架构建立沟通颅内皮质电信号与语音信息解码的技术，能够达到最低 3% 的文字错误率。这种方法的成功之处在于，长短期记忆的深度循环神经网络可以从复杂序列中提取当前信息，编解码框架可用于机器翻译。因此通过端到端的训练，就无须手动筛选语音相关知识水平有限的神经特征。单词是最基本的标记元素，而音素不是。解码器选择单词而不是音素作为单位，降低了解码难度。通过添加辅助惩罚项以及时间卷积层代替全连接层两种方式来修改解码器是模型成功的关键。

自然语言处理是指实现人与计算机间用自然语言进行有效通信的各种理论和方法。随着统计语言模型、神经网络语言模型等的出现，脑认知和自然语言处理的交叉研究不断涌现。具有相当自然语言处理能力的系统已经出现，如机器翻译、拼音纠错、语音识别、音字转换和问答系统等。语音识别和生成是我们口语的基本部分。语音感知的运动理论在认知和脑科学中广为人知却又受到广泛争论，该理论认为我们使用每次话语的语音信号生成模型。换句话说，它声称语音感知的对象是说话者的声道手势。根据这种大脑理论，基于概率生成模型（PGM）的方法适用于语音识别和语言。在基于深度学习的方法成为主流之前，语音识别和合成通常使用 PGM 进行研究。隐马尔可夫模型（Hidden Markov models，HMM）是一种用于时间序列数据的 PGM，已广泛应用于语音识别系统。通常，语音识别系统由声学模型和语言模型组成。声学模型模仿音素语音信号的声学特征，它是声学特征的生成模型。相反地，语言模型代表词序列的生成过程，一个词对应于一系列音素。这种用于语音生成的两层层次结构通常适用于口语，被称为"双重发音"。值得注意的是，2016 年由 Taniguchi 等提出的 HDP – HLM（hierarchical dirichlet process-hidden language model) 是一个完整的生成模型，涉及统一 PGM 中的语言和声学模型[9]。事实证明，基于机器学习的方法可以仅从语音信号中同时发现音素和单词。长期以来，人们也一直从概率生成模型的角度研究语言的句法本质，例如，概率上下文无关语法和组合分类语法，假设句子背后存在一个潜在的树状结构，即一个词序列。因此，推断潜在结构对应于句法分析中的解析。最近，基于神经网络的自然语言处理方法已成为主流，开发了许多基于生成对抗网络（generative adversarial networks，GAN）和变分自编码器（VAE）的语音信号处理方法。这种涉及神经网络的深度 PGM（DPGM）可以利用深度学习的优势进行语音信号处理。尽管类似 HMM 的 PGM 在 2010 年后期变得不那么流行，但这并不意味着基于 PGM 的方法无效，因为 PGM 的数学框架也涉及 DPGM。具体来说，为了利用非注释数据，基于 PGM 的无监督学习方法和自监督学习方法很有前途。语言的自我监督学习方法，如 Google 的 BERT[10] 和 OpenAI 的 GPT-3[11] 均表现出卓越的性能，其中 BERT 在多模态式扩展和强化学习中的应用正在得到不断的推进。此外，在考虑不仅涉及语音识别还涉及口语习得（如音素和单词探索）的综合认知模型时，基于 PGM 的方法仍然很有前途。

然而，**开发一种认知架构来实现这种语言交流仍然是大脑和认知科学、人工智能和机器人技术中的一项艰巨挑战**。例如，服务机器人需要理解人类话语，其含义并不总是明确的。如果说话者暗示了一个带有暗示性的话语，如"太热了"，他／她其实是在暗示"请打开空调"或"请稍等，直到咖啡变得不那么热"。在语用学中，人们认为话语的含义是基于上下文的。上下文可能涉及说话者、说话地点、说话情况和说话习惯。这些信息不是由话语本身编码的，因此，将话语和意义分别视为函数的输入和输出的假设是不合理的，因为上下文信息是由多模态传感器信息和交互历史提供的。这表明语言理解不可避免地涉及潜在变量，而 PGM 可以模拟促进语言交流的认知系统。

第五节
机器学习

机器学习是人工智能的一个分支，其专注于开发算法和统计模型。首先教计算机识别数据中的模式，然后使用这些模式做出预测或决策，这大大减少了对人为干预的需求。因此，**机器学习可以通过提供一组适当的智能技术来执行数据分析，从而模仿人脑行为**。机器学习通过提取复杂的分析模型来自动化数据操作，这些模型包括支持向量机（support vector machine，SVM）、贝叶斯网络（Bayesian networks，BN）、深度学习（deep learning，DL）、决策树（decision trees，DT）、聚类（clustering）、人工神经网络（ANN）等。对于神经科学家而言，神经数据处理起来非常复杂，因此机器学习技术被经常用于寻找结构。**机器学习的主要优势在于能够识别可能因为过于微妙或过于埋藏在大数据集中而使人眼可能看不到的模式，因此可以更准确地预测和提供见解**。例如，机器学习算法已用于分析行为动物的运动特征以预测认知功能，并已用于感觉处理研究以确定初级视觉皮质表征的最佳刺激。在表征学习中，良好的表征需要对任意任务进行泛化，并提出各种假设作为这种表征应该满足的属性，而受到人类概念形成思维的启发，研究人员提出的最重要的假设之一是解缠（disentanglement）。他们认为表征的每个元素都应该在语义上存在意义。例如，如果我们有一张猫的图片，我们应该观察到图片由具有各种意义的不同元素组成，包括猫的类型、猫的朝向及光源的位置等。另外，场景解释则对应于大脑中的腹侧通路，它是以无监督的方式使用变分自编码器（VAE）来识别多个对象的图像，以分解与每个对象相对应的解缠结的表征，在这种情况下，模型被设计为假设与对象对应的几个潜在变量，并从中生成分解图像。又比如，功能磁共振成像（fMRI）以每秒 $1 \sim 2$ mm 的分辨率生成整个大脑的活动快照，可能持续数小时。认知神经科学的最大挑战在于如何在极其庞大的图像中找到信号，而使用机器分析这些数据正在加快研究速度，这是神经科学发展进程中的巨大变化。由于数据挖掘工具需求的不断增长，机器学习的吸引力正在显著升高，事实上，在一个充满数据的世界里，智能计算在费用和性能方面都是有益的。自动化数据处理产生了有价值的系统，能够解决日益复杂的问题并提供更准确的结果。教机器进行分析，无论是在现实世界中自动进行对象检测还是增加神经科学试验中其他耗时分析的通量，都具有重要价值。正是在这样的驱动力下，一些新兴的技术正在不断涌现，包括细胞体检测和跟踪、连接组学、动物跟踪等。在某些情况下，即使是专业的神经科学家也会遇到各种困难，如使用尖峰检测、大阵列尖峰数据、基因序列的比较等，都需要自动化的机器分析来提供一致的结果。

如何使机器具备能够分析高维数据的能力呢？ 一种方法是将高维输入数据转换为低维输出并将此视为函数，并对此函数进行参数化，优化参数以最好地接近此转换。这种方法不需要了解鸟类的图像是如何从鸟类类别中生成的，或者哪些噪声源是相关的。唯一必要的是标签，即已知类分配的图像示例。然后，通过调整（或"学习"）基于这些标签的参数（即"训练数据"），优化从高维输入到低维输出的转换。鉴于实现此优化的某些体系结构受到神经元网络的启发，并且由于参数调整涉及示例转换的呈现，因此这种方法通常被称为"机器学习"。

那么，神经科学中的机器学习分析又是怎么样的呢？ 神经科学家对于映射整个突触网络的雄心壮志激发了 3D 电子显微镜（EM）成像技术的快速发展，在连接组学（connectomics）中产生了高分辨率的大规模图像数据集。人类操作者（专家或受过专门训练的非专家）可以忠实地分析这些数据，但是全手动分析的时间会使更大规模的电路重建变得遥不可及。在此基础上向前迈出关键一大步的里程碑是使用卷积神经网络（CNN）进行图像数据分析。CNN是至少在较浅的层中包含空间局部连接的网络。在每一层中，单元间的权重是相通的。虽然重建精度仍远不及人类，但自动化分析技术的帮助对于首次实现局部密集电路重建至关重要。例如，Take-mura 等使用基于先验知识的滤波器和学习特征检测器的组合[12]；Helmstaedter 等使用 CNN 和一系列分割过程[13]；同样地，在行为跟踪中，机器学习分析已经重新出现，它比纯粹基于模型的分析更加灵活和通用[14]。相比其他现实世界和神经科学领域的机器学习挑战而言，连接组学被证实是一个特别困难的问题。对于神经线路而言，大约每 1 mm 的重建，分类器（人或机器）必须就如何以及是否继续神经突（neurite）做出正确的决定。考虑到神经突的路径

长度为 $10^4 \sim 10^5$mm，即使是对单个神经元的"忠实"重建，有效分类器的错误率也必须在 $10^4 \sim 10^5$ 的数量级。然而目前，最好的分类器的错误率充其量为 $10 \sim 40$ mm 神经突路径长度。这意味着，连接组学需要将分类器精度提高约 2 个数量级才能正确自动重建一个神经元，并且需要另外提高 7 个数量级才能自动重建整个小鼠大脑。因此，**连接组学所面临的挑战比其他机器学习要艰巨好几个数量级**。从概念上讲，由于基础模型在生物物理上得到了很好的理解，因此计算机有望成为比人类更好的分析设备，一旦自动分析代表了一个足够正确的模型，计算机分析原则上就可以超越人类的表现。然而，要证明学习的编码具有足够的描述能力绝非易事。

人工智能和机器学习在神经科学中的贡献是双重的。从更直接的层面上讲，**机器学习提供了一种分析工具来理解神经科学动物模型中的大脑活动和行为**。例如，深度神经网络（DNN）已被应用于分析动物行为以预测受卒中影响的脑组织体积以及卒中小鼠模型的运动障碍[15]。与空间导航关系更为密切的 DNN 还被用于解码海马体活动中的动物位置和方向等感觉和行为信息[16]（详见第三章第四节）。人工智能通过提供大脑模型来推进神经科学，例如，DNN 已被用于重现视觉系统中的大脑活动，以了解该网络在灵长类动物和小鼠中的组织结构，或者空间表征如何出现以及在什么条件下出现。

尽管机器学习应用在改进算法和技术以训练人工神经网络方面取得了不可否认的成功，但该领域出现的各种问题有时会导致媒体对其真实状况做出批评性的言论。主要批评之一是缺乏泛化和深度学习算法学习解决简单的结构化任务所需的大量训练示例。相比之下，生物系统可以快速学习复杂的任务，并从相对较少的示例中提取语义等信息。从这个角度上来看，人工智能可以借鉴真实大脑解决复杂任务时使用的一般原则，并从中受益匪浅。

深度学习

深度学习是指使用多层神经网络从大量数据中学习数据的分层表示，这就允许模型从输入的数据中提取复杂的特征和模式产生所需的输出，学习过程会调整权重以产生训练输入模式所需的输出，成功的学习将使网络超越记忆训练示例，能够概括并为新的输入模式提供正确的输出。深度学习的基础是将假设表示为具有可调整权重的计算图，并通过计算损失函数相对于这些权重的梯度来拟合训练数据。生物系统拥有感觉器官（输入设备）、大脑和神经系统（信息处理设备）以及骨骼肌肉（输出设备），在这一点上，深度学习算法与之非常相似。**深度学习在图像和语音的识别、自然语言的处理等领域具有优势并已取得了显著的成效**。通过深度学习的方法训练的网络称为人工神经网络（ANN）。从神经科学指导人工智能的角度来看，与大脑皮质电路相比，深度网络模型的形式已经高度简化了。我们已知的关于神经元的结构、类型、互连性等尚未被纳入深度神经网络模型中，目前也尚不清楚生物电路的哪些方面在机器上是必不可少的。例如，生物神经元在形态学、生理学和神经化学方面非常复杂和多样，典型的兴奋性锥体神经元的输入分布在复杂的、高度分支的基底和顶端树突树上，而抑制性皮质神经元则有多种不同的形态，可能执行不同的功能。这种异质性和复杂性都不包含在典型的深度网络模型中，这些模型使用了一组有限的高度简化的同质人工神经元。另外，就网络中单元间的连接而言，大脑中的皮质回路比当前的深度网络模型更复杂，包括：① 通过局部和远程的连接；② 通过自上而下的同一层神经元之间丰富的横向连接；③ 通过从皮质区域层次结构中从高层到低层的纵向连接，并且可能组织在典型的局部"规范电路"中。另一种循环神经网络（RNN）则允许计算图中存在环，它可用于对真实的神经系统建模，其中许多系统包含循环连接。

目前，在感知数据（如视觉和语音等）相关的问题上，深度学习取得了巨大的成功。例如，在视觉领域，最初开发网络模型的目的是处理对象分类和分割等感知问题。经过拓展，类似的方法正被应用于更高层次的问题，如图像字幕任务（即生成图像的简短口头描述），以及视觉问答任务（即用人类交流用的自然语言回答由图像内容提出的查询）。其他非视觉任务包括判断幽默、检测讽刺、捕捉直觉物理学或社会理解的各个方面等，以及更具有挑战性的在线翻译、个人助理、医疗诊断、高级机器人或自动驾驶等应用。

然而，当前的深度网络模型在产生类人类认知方面的能力被证实是有限的，这就又需要回到神经科学的范畴：**大脑的哪些方面可能对深度网络模型特别重要？**大脑和深度网络模型在认知能力上的差异主要集中在关于认知中经验主义和先天主义之间平衡的问题上，即先天认知结构和一般学习机制的相对作用。当前的 AI 建模严重倾向于经验主义，使用相对简单和统一的网络结构，并且主要依赖于使用大量训练数据的扩展学习。相比之下，生物系统通常在有限的训练下完成复杂的行为任务，建立在学习先前已经编码在生物电路中的预存的网络结构之上。人类认知学习和理解的优越性或许在很大程度上源于人类认知系统中包含的这种更为丰富复杂的先天结构。举例说明：不同的动物，包括昆虫、鱼类和鸟类，可以执行复杂的导航任务，部分依赖于一组精心设计的先天机制和纷繁复杂的计算能力。而人类婴儿在出生后的前几个月开始就发展出了复杂的感知和认知技能，包括自发地识别人的手等复杂物体、跟随他人的注视方向、从视觉上区分动画角色是在帮助他人还是在阻碍他人以及其他各种任务，这些几乎都没有经过明确的训练过程就已经达成了。大量研究表明，这种快速的、无监督的学习是可能的，因为人类认知系统通过进化配备了基本的先天结构，这些结构有助于获得有意义的概念和认知技能。最近对婴儿期视觉学习的建模研究[17]显示了先天机制与后天学习之间的有效组合，其中那些有意义的复杂概念既不是先天的，也不是靠自己学来的，它提供内部教学信号并引导学习系统沿着一条特定路径逐步获取并组织成复杂概念，这个过程中几乎不需要明确的培训。

在人工网络模型中也可以采用预先存在的结构使它们的学习和理解更接近于人类。然而，要发现这种有用的预先存在的结构本身就是一项极大的挑战，这需要通过理解和模仿有关的大脑机制或者通过开发"从头开始"的计算学习方法来解决。从长远来看，将经验和计算方法结合起来解决问题可能会使神经科学和通用型人工智能（artificial general intelligence，AGI）受益并且最终可能成为智能处理理论的一个组成部分。

尽管在许多应用程序中已使用了这些深度网络模型，但它的局限

性在于泛化能力差或无法从大型训练数据集中提取语义知识。例如，经典的深度学习的成功应用是高度优化的非线性分类器系统，它是需要许多训练示例来微调大量参数的系统，而不是通过建立对输入的稳健语义理解来提取知识的系统。相比之下，类似的生物网络在学习过程中表现出大量的泛化。

强化学习

奖励和价值体系是生物系统在特定环境中生存的基础。在强化学习（reinforcement learning）理论中，价值函数被定义为未来奖励和预期的总和。**神经科学研究揭示了几个在强化学习中起主要作用的大脑区域，包括杏仁核和基底神经节。**这些区域接受多巴胺能神经元的强烈投射，这些神经元已被证明可以编码奖励预测误差（reward prediction error，RPE）。从皮质到基底神经节的投射具有不同形式的可塑性，这首先取决于突触前输入和突触后尖峰输出，其次是多巴胺的输入，即多巴胺依赖性的可塑性。基于这些观察，已经提出了皮质-基底神经节环路的强化学习模型。基底神经节环路由多条通路组成，从纹状体开始延展至下游的多条直接和间接的通路。

此外，**有效的强化学习的关键取决于状态和动作的表征。**大脑皮质通过无监督表征学习和隐藏变量的推理提供状态和动作的多模态并以分层表示。尽管深度Q-网络（deep Q-network）中的反向传播解决了面向价值的表征学习问题，但它对数据的要求极高。此外，虽然皮质中的表征学习似乎是不受监督的，但实验观察表明学习是由奖励或价值信号调节的。为了实现快速学习和精细控制，选择正确的抽象级别很重要。**杏仁核和皮质－基底神经节环路似乎形成了一个分层的强化学习系统**。杏仁核由皮质样外侧部分和基底节样中央部分组成，可将其视为皮质－基底神经节环路的原型。皮质－基底神经节环路由多个平行环路组成：腹侧纹状体的边缘环路、背内侧纹状体的前额叶环路以及背外侧纹状体的运动环路。这些并行环路间似乎形成了一个分层的强化学习系统，跨越不同的抽象层次。如何确定正确的行动选项集及其组合是近年来一个活跃的研究领域。

在复杂的动态环境中，**强化学习专注于训练智能体从自身的行动和经验中学习如何做出决策**。关于强化学习有个著名的例子，它是通过观察"实验动物如何学习调整其行为以使奖励最大化"这样一个过程来促进神经科学研究的。生物体会根据这些行为所做出的奖励或惩罚后果的反馈形式形成持续经验，强化学习则是一组旨在根据这些持续经验学习行为策略（即选择行为的规则）的算法。简而言之，大脑中的奖励或惩罚信号用于修正行为，目标是学习最佳"策略"。**在强化学习中，学习的动力来源于最大化收益（奖励）或最小化成本（惩罚）**，并且强化学习问题通常会通过某种形式来解决单个特定任务，例如，如何在空间迷宫中有效地找到目标位置，或者如何学习最佳的压力杠杆以触发稍后的食物奖励等。随着中脑多巴胺（DA）神经元的相位活动（phasic activity）被识别为"奖励预测误差（RPE）"信号，对强化学习的生物学习理论研究的兴趣激增。最近的一个研究焦点集中在驱动 RPE 信号的奖励预测本质上是基于模型的还是不基于模型的问题上[18]。学习执行一项任务得益于相关任务的经验，这就是一个元学习的过程（详见第三章第一节）。强化学习的方法最近已在 AI 算法中与深度网络学习方法相结合，特别适用于游戏，包括从流行的视频游戏到国际象棋、围棋等高度复杂的游戏。将深度网络与强化学习相结合在棋类游戏中产生了惊人的结果：包括 AI 令人信服地击败了世界顶级围棋选手，或者在大约 4 小时的训练后达到国际象棋世界冠军水平。

强化学习分无模型学习、基于模型学习以及混合方法学习。在无模型学习中，学习是基于更直接的感官动作联想，该学习方式被认为是通过参与用于更新价值函数的感觉动作关联的皮质－基底神经节环路来实现的。而在基于模型学习中，则存在环境的内部表征，即生物或智能体使用环境的内部表征来更新价值函数，该学习方式被认为是通过海马体和腹侧纹状体之间的相互作用来实现的。这两种方法与空间导航中的自我中心参考系和非自我中心参考系很好地重叠在了一起（详见第六章第三节）。

监督学习

监督学习（supervised learning）是使用大量标记的示例（即训练数据）进行训练，其输入和期望的输出均为已知的，此模型根据标记的示例进行预测或分类。当前使用单一用途认知模块的人工智能系统，如图像识别和机器翻译系统所依赖的就是使用人工标注训练数据的监督学习方式。此外，监督学习也在精准医疗中发挥着重大的作用。通过监督学习建立的预测模型能够根据患者的病史、体征、病情特点推荐合适的诊疗方案。

非监督学习

与监督学习相比，非监督学习（unsupervised learning）是在未标记的数据上进行训练，只提供输入而不提供任何相应的输出。所谓的非监督机器学习方法旨在从数据中"学习"代码。**此模型学习识别数据中的模式和关系而无须提前知道数据表示的是什么，它不是拟合数据到分析的转换，而是尝试对已知类或对象的数据生成进行建模。**这需要大量关于数据生成和噪声源的先验知识，但在理想情况下，它只需要很少（如果有的话）标记的示例数据。在此方法中，模型包含表示感兴趣的分析结果的参数，并且这些参数经过优化以拟合数据，而不是输出。

以细胞内钙瞬变的功能成像数据分析为例。这些钙瞬变（以及感兴趣的分析结果）的来源是在特定时间点发生的体细胞中的动作电位（AP）。动作电位向体细胞钙内流的转变、钙与传感器蛋白的结合及其衰变动力学，以及成像噪声源都相对容易理解。因此，描述 AP 到钙数据转换的生成模型受到了很好的约束，并且通过优化 AP 时间点来生成最类似于测量数据的数据，从而获得最优 AP 时间点。对于这种基于模型的方法，几乎不需要标签，并且对于研究人员而言模型不是"学习的"，而是"已知的"。然而，可以将生成模型的参数视为一种理想代码（AP 时间点理想地编码钙瞬变）。在这种情况下，该代码的知识是广泛生物物理研究的结果。

此外，在一系列关于机器人中符号出现的研究中，已经开发了许多基于概率生成模型（PGM）的机器人非监督学习系统，以帮助观察多模态感官信号、模拟环境、获取语言和采纳行为等。多模态潜在狄利克雷分配（multimodal latent Dirichlet allocation，MLDA）就是这一过程中的一个基本例子。它能够在没有监督的情况下集成视觉、听觉、触觉和语言传感器信息并形成对象类别。目前已经提出了许多MLDA的变体和扩展应用，包括非参数贝叶斯扩展（nonparametric Bayesian extension）等。一系列研究表明，基于PGM的方法具有建立机器人综合认知系统的潜力。

在医学领域，非监督学习（如聚类算法）已被应用于诸如败血症、乳腺癌和子宫内膜异位症之类的情况，帮助临床识别疾病亚组和揭示疾病的新表型。该方法可从有噪声或不完美的数据中提取信息，从而大大降低数据收集的成本。

第六节
人机交互

人机交互（human-computer interaction，HCI）是研究人类如何与计算机或其他数码技术交互的多学科领域，它借鉴了心理学、计算机科学、工程学以及其他领域的见解来计算和评估有效性、高效性以及界面使用的便捷性等。人机交互覆盖了很多话题，包括用户界面设计、用户体验设计、可用性、可访问性、交互设计等，其目的是创建直观的、无缝衔接的和对使用者友好的界面，并同时满足广大用户的需求和偏好。人机交互在现实生活中的常见应用包括：工厂装配机器人、机器人假肢、设计手机应用程序、创建残障用户可访问的网站、创建虚拟助手、无人机等。

大量认知神经科学研究描绘了人类大脑对环境中显著刺激的感知和分类反应，包括面部和身体部位、物体和工具，这项工作通常集中于发现物体和工具感知涉及的一个**核心神经网络，包括前运动区、顶叶区、外侧枕区和腹侧颞区**。认知神经科学研究还表明，社交互动受到跨越感知、情感和调节功能的分布式神经网络的支持，这在一定程度上与支持我们与对象和工具交互的神经网络分离。除了社会认知研究，人机交互研究还与对象感知、记忆、注意力和语义等一起考虑，因为这些不同系统所扮演的角色之间的平衡可能会随着机器人和研究环境的功能改变而改变，并可能会随着经验和期望的变化而演变，因此，研究人员建议默认期望应该是人机交互涉及的不同形式的认知和经验之间的相互作用。虽然目前似乎不太可能解释所有涉及的认知系统，但仅仅关注社会认知显然是远远不够的。机器人新颖性的一个潜在后果是，我们可能对这些机器人能够做什么或可能如何表现有模糊的、不确定的和不切实际的期望。据估计，大约75%的人机交互研究是基于实验室的研究，并且这些研究中最常使用的是绿野仙踪（*Wizard of OZ*）方法，即机器人行为或反应中的部分或全部是由人类参与者控制的，而人类参与者对此并不知情。

由于大多数人缺乏与机器人直接互动的经验，这为探索经验和学习对支持人机交互的认知和大脑系统的影响提供了绝佳的机会。例如，一项检查自动模仿人手所执行的动作和机器人爪所执行的动作的研究表明，在反复接触机器人爪执行的动作后，对人手动作的偏见就消失了[19]。有趣的是，在5月龄及年龄更小的幼儿中，当他们在托儿所使用小型社交机器人时，他们开始将这个机器人视为同龄人而不是玩具[20]。相反地，其他证据表明，通过行为和大脑测量，与Cozmo机器人的反复社交互动不会引起对该机器人的同理心发生任何定量或定性的变化[21]。因此，尽管学习和长期暴露措施对于探索人机认知至关重要，但必须仔细设计和解释这些研究。

脑机接口

脑机接口（brain machine interfaces，BMI，有时也称为brain

computer interfaces，BCI）可以定义为运用已有的一些计算神经科学理论连接大脑和计算机的接口，它将大脑与拼写器[22]或假肢[23]等外部设备连接起来，**在医学上主要用于感觉替代、运动补偿和增强、神经康复、抑制神经回路适应不良以及治疗脑损伤和神经精神疾病等**。通常，计算模型用于根据信号从大脑中提取必要的信息，这些信号包括神经放电、局部场电位、脑电图（EEG）、脑磁图（MEG）、功能性近红外光谱成像（fNIRS）、功能磁共振成像（fMRI）和功能性经颅多普勒超声（fTCD）信号等。来自大脑的"解码"信息被反馈到机械臂，并且对大脑的视觉和（或）触觉反馈关闭了大脑和机器人之间的回路。脑机接口不仅用于补偿和替代丢失或损坏的感觉运动功能（包括通信功能），而且用于恢复和修复这些功能。脑机接口通常由以下一些电气、机械和计算元件组成：

（1）大脑活动测量系统：包括电极、放大器、AD转换器等。

（2）用于解码大脑信息和（或）控制对大脑刺激的计算机。

（3）效应器系统：包括假肢、康复机器人、电脑游标等。

（4）神经刺激系统。

在大多数BMI中，除了感觉替代BMI，大脑信息首先由解码器从测量的大脑信号中提取。这些信息被转换并以某种感觉方式反馈给用户，在有或没有奖励信号的情况下，最后用户就会学会根据突触可塑性（synaptic plasticity）来改变他们的大脑网络。**脑机接口的植入物可以检测并监测大脑活动的变化，以更有效地识别疾病及其进展，实现早期诊断和干预，并制订个体化治疗方案**。创新型BMI的神经植入物还可以在颅内的记录中解码语音发音和其他运动信号，帮助失语和言语不能的患者在不使用语言的情况下仍可表达自己的情绪和想法，重新恢复交流[24]。阿尔茨海默病（AD）患者如果植入义齿追踪器，则 BMI 可识别并帮助这些患者更清晰地表达自己的需求[25]。目前，无创伤性的 BMI 解码器已经出现，这些解码器可以识别字母组、单词或短语的刺激，并生成可被理解的词序，解码自然语言和连续性语言。此外，非侵入性的功能核磁共振成像（fMRI）可以通过训练编码模型来预测大脑对自然语言中短语的反应，并通过比较大脑反应与预测反应的匹配度来评价受试者听到或想象候选序列的可能性。通过对 16 小时自然叙事的倾听反应的记录，提取刺激短语含义的语义特征并使用线性回归对这些语义特征建模，即可训练编码模型。然而，目前的解码器常不能准确地恢复单词，该技术有望进一步提高。

另外，**还有多个项目旨在恢复脊髓损伤和卒中患者的两足行走功能**，例如，已经为卒中患者开发了基于脑电图（EEG）的脑机接口的神经康复系统[26]。人类的运动分为锥体系和锥体外系运动，其中锥体系始于中央前回（4 区）、前运动皮质及辅助运动区（6 区）、后顶叶（5 区、7 区）以及额叶眶区（8 区）的锥体细胞和梭形细胞，并形成皮质延髓束和皮质脊髓束，它们经过内囊到达脑干，皮质延髓束终止于脑干的脑神经运动核，而皮质脊髓束在延髓发生交叉后形成皮质脊髓侧束和皮质脊髓前束后沿脊髓下行。其中皮质脊髓侧束支配对侧四肢及手指、脚趾的骨骼肌运动，皮质脊髓前束支配躯干的骨骼肌运动，而皮质延髓束中央前回则主要负责骨骼肌的随意运动。锥体外系包括丘脑、基底节、脑桥核、下橄榄核及小脑等结构，主要调节肌张力、维持姿势并协调肌肉运动，还参与了刻板运动和反射性运动。运动环路的存在不仅参与了肢体活动，也参与了反射及更复杂的运动和协调性活动。运动环路的起始来自额叶的初级运动皮质,该区域与脊髓相连,控制了肌肉的活动。环路中的其他区域包括运动前区皮质、辅助运动区以及基底节。此外,中脑神经元也投射至基底节,从而参与了运动的调节及奖赏的相关行为。通过神经科学对运动通路的了解,AI 技术可通过模拟人类运动而帮助行动不便的患者。解码神经反馈(decoded neurofeedback,DecNef)技术是通过应用一种使用解码 fMRI 信号的新型在线反馈方法来操纵神经代码,因此它整合了计算神经科学和脑机接口的学科。通过特定大脑区域的空间模式开放了 DecNef,该区域可以通过实时 fMRI 神经反馈进行无创控制[27]。DecNef 已经实现了特定方向光栅的感知学习,面部偏好操纵的联想学习以及色彩现象意识的创造。fMRI‐DecNef 还被报道作为非侵入性BMI 系统用于治疗精神疾病中异常的中央决策功能。DecNef 或连通性神经反馈还可能会为自闭症谱系障碍(autism spectrum disorders,ASD)等精神疾病提供革命性的治疗方法,但目前无论是药理学疗法还是认知 / 行为疗法,都尚未在统计学上证明对这些疾病有效,因此脑机接口在这一医学领域取得的进展让人们欣欣鼓舞并且充满期待。

关于脑机接口技术的开发与研究也在中国大地上如火如荼地开展着。 2012 年 2 月 21 日,浙江大学求是高等研究院脑机接口研究团队宣布,他们运用计算机信息技术成功提取并破译了猴脑关于抓、勾、握、捏四种手势的神经信号,使猴子的"意念"能直接控制外部机械设备。2014 年 3 月,浙江大学研发基于 Emotiv 的意念控制车载机械手,用户可以通过运动想象控制机械手的移动,通过表情控制机械手完成特定的动作。2015 年 6 月,上海交通大学机械与动力工程学院成功利用人类的大脑意念遥控活体蟑螂，这只蟑螂在人脑的指挥下，竟然完成了 S 形轨迹和 Z 形轨迹等任务。此外，由天津大学研制开发的纯意念控制的人工神经康复机器人"神工一号"和"神工二号"让部分瘫痪的患者能够重新恢复运动。

　　脑机接口的研究重点是解码大脑活动以控制外部设备或提取大脑活动以将信息反馈给受试者，以便他们能够调节大脑活动，**BMI 的研究范式可以被认为是"与大脑互动"的方法**。未来将是计算神经科学、脑驱动机器人学和脑机接口三个学科的整合。一起来看看以下的范例。大脑和机器人通过解码和物理交互双向耦合。人类志愿者佩戴全身外骨骼机器人，测量他／她的大脑活动并实时进行解码。解码后的大脑信息用于影响机器人控制算法，实现大脑到机器人的信息传输。由于机器人附着在人体上，机器人运动通过实现机器人到大脑的信息传递，产生多模态感官反馈给大脑。该系统可以补偿失去的功能，对疾病进行治疗或诱导显著的时空神经活动和大脑可塑性。康复外骨骼机器人主要用于治疗运动障碍，尤其是卒中等引起的偏瘫和脊髓损伤等引起的截瘫。康复外骨骼机器人主要包括被动训练康复机器人和主动训练康复机器人两种，前者主要用于靠自身肌力无法活动的患者人群，而后者控制技术难度更大，因此，实时有效的传感技术和安全可靠的人机交互技术对于主动训练康复机器人的稳定运行至关重要。未来的研究需进一步改进算法以促进智能康复的发展，并在除上肢和手功能这两个研究最多的领域以外，进一步加强对下肢康复、脊髓损伤以及语言、认知康复的研究。此外，研究亦可集中于开发的系统及其控制算法在人体和心灵之间的相互作用如何产生促进强化学习的情感信息。

第七节

人类-人工智能生态系统

人工智能的迅速普及引发了一系列关于人类智能与机器智能之间关系的尖锐问题，**我们能在多大程度上控制这种发展？我们会变得更脆弱，还是会成功地使这种新的协作形式更人性化？**其实，问题就在我们身边。当医疗咨询中的人工智能和人类参与者采取不同的立场时会发生什么？群体互动能发挥作用吗？随着 AI 系统的不断进步，科学家和心理学家越来越担心用 AI 创建的机器世界最终会取代劳动力。鉴于这种可能发生的情况，既往的一些工作建议用户和开发人员以及其他人群对这些 AI 技术的设计和使用采取合乎道德的方法，以确保"以人为本"的人工智能的算法。尽管存在这些重要因素，但仍需要人工智能机器来满足我们作为人类的日常需求。为了说明这项工作的重要性，让我们首先考虑人工智能机器为医疗保健系统带来的益处。从慢性疾病到各类癌症到放射性成像和风险评估，有许多机会可以利用先进的技术在疾病管理全流程的适当时刻提供更精准、更高效和更有力的临床诊断以及干预措施。鉴于可访问的数据量巨大，人工智能显然被定位为根据需求推动我们的医疗保健系统向前发展的主要引擎。人机交互专家、行业、机构、心理学家和其他与人工智能机器打交道的人们都可能会依赖于使用某些模型来设定界限，以便在减少其负面影响的同时为人类实现预期的道德利益。

那么，**人类-人工智能生态系统是怎样的呢？**该生态系统将人工智能系统整合至人们日常生活和其他活动的方方面面，它的形式多种多样，从"自动从事重复性工作"到"运用复杂的运算系统进行决策"。此生态系统的核心是人类与人工智能系统的相互作用。在社会系统中，节点是每个个体，它们之间的联系代表了人类可能拥有的不同种类的关系。随着机器人从科幻小说的页面和科幻电影的荧幕上进入我们的家庭、医院、学校和其他公共场所，它们正准备承担越来越多的社会角色。因此，了解支持人机交互机制的真正需求已经变得越来越紧迫。10多年前，微软创始人 Bill Gates 预言了一场"机器人技术革命"，即机器人的进步和复杂程度将出现惊人的飞跃，并且在不久的将来每个家庭都会有一个机器人。尽管家用机器人的普遍性尚未达到他所预测的程度，但我们正在为越来越多的人工智能机器敞开大门。与此同时，越来越多的机器人初创企业正专注于开发家庭伴侣机器人或辅助机器人，以服务于复杂的人机交互环境，包括学校、医院和养老院等。机器人将承担越来越复杂的社会角色任务，但支持机器进行社会参与相关任务的神经科学机制在很大程度上尚不清楚。因此，更好地理解人类智能与人工智能交互的心理和神经生物学基础，对于设计和编程具有社会参与性和协作性的人工智能体具有十分重要的意义。同样重要的是，利用对人机交互的这种理解来进一步了解支持人类社会行为对人类和人工智能主体的神经认知过程的灵活性和局限性。

迄今为止，**基于认知科学的人机交互模式一直以社会认知为基础**。对支持人机交互的大脑机制的研究是一个新兴领域，目前主要面临着几大独特的挑战：首先是如何确定适用的心理认知类型。例如，应用范围广泛的人工智能机器，从智能手机和恒温器等小型手持设备到自主宠物机器人（如 Paro 和 MiRo），再到真人大小的人形机器人（如 iCub 或 Pepper），与这些不同类型机器人的交互可能涉及一系列不同的心理过程，因此，使用相同的认知类型似乎不太可能。其次，当人们试图了解大脑如何构建指导与人工智能机器交互的心理表征（representation）时，这就提出了一个特殊的挑战。即使是最为复杂的社交机器人也与无生命物体、基本机器以及动物和人类等有生命的生物体共享某些特征。因此，在明确类别的基础上划分环境的典型认知分界线被打破。人工智能工程师、机器人专家、神经生物学家、心理行为学家和哲学家的工作为我们对人机交互的理解提供了很多有用的信息，使我们能够利用人类认知神经科学的发现来研究人机交互的框架，并且该框架可能以新的方式不断推进我们对该领域的理解。我们专注于人类与机器间的互动，这些人工智能旨在承担不同的社会角色。作为这项工作的基石，一个更新的框架被提出了：将人机交互研究的重点扩大到社会认知以外的范畴，并考虑更多的因素，包括机器变异所发挥的重要和独特的作用、多样化和相互作用的认知和大脑系统、研究人类与社会机器互动的独特挑战和机会，等等。

如果人类智能提供关于大数据起源和人工智能应用的更广泛的社

会技术背景，**我们如何培养人类知情的创新型生态系统呢？** 首先，定期部署元数据以增加大数据的来源。元数据被定义为"关于数据的数据"，包括生成大数据并对其作为产品定价的技术和社会／政治背景。此外，元数据预示着数据科学家对创新生态系统中的数据生成和来源的重要贡献具有包容性。其次，促进社会素养的培养，以使科学家、工程师、医生及其他协作开发的用户在批判理论和政治科学等方面接受培训，作为他们教育的一部分，这将使下一代创新者具备阅读和理解潜台词、人类价值观、权力和社会背景的技能，而这些潜台词、价值观、权力和社会背景塑造了经得起时间和应用环境考验的科学知识和创新思维。再次，政治科学专业知识是对付威胁技术伦理、负责人创新和全球民主不透明政治的最好的"解毒剂"。最后，也是最重要的一点，就是真理政权与权力有着千丝万缕的联系。许多当前建立的领域，如药物基因组学以及基因与药物相互作用的研究，最初都是从中世纪占主导地位的科学机构之外的边缘有争议的想法开始的。我们应该认识到，科学、技术、创新是通过争论、异议、分歧来推进的。人类智能可以欢迎和欣赏对新兴技术的异议和反对意见。通过扩展我们的技术治理方法，人类智能的隐性知识可以针对科学和社会中的不确定的、无知的和未知的因素建立起稳固的防线，从而帮助人工智能、自动化和数据科学领域中培养"负责任的创新"。

那么，**人机协作是如何发生的呢？** AI 伙伴关系（partnership on AI）是一个全球多方利益相关者组织，它开发了一个标准化的框架来调查和描述人类与 AI 的协作，该框架使用了涵盖以下内容的七个案例研究：协作的性质（如人机交互的目标、人类和人工智能的参与方式及智能体级别）、合作的情景背景（如人类和人工智能系统是否在物理上位于同一地点、人工智能意识、对人工智能系统的信任及其潜在后果）、人工智能系统的特征（如人工智能系统是否具有交互性、适应性、可预测性、可解释性和类人性），以及人类合作者的特征。理解和检查人类与人工智能协作过程中的本质对于推进其安全性、可靠性、设计开发高效性等都是至关重要的。比如 FastMRI 就是人类-人工智能协作的一个很好的例子。该系统是由 Facebook 和纽约大学医学院放射学系开发的，可以解释快速获取的较低质量的图像数据并预测缺失的数据以创建更高质量的图像，因此该系统旨在加快医生使用 MRI 获取脑部扫描的速度而不会影响图像质量，提高医生的生产力，减少患者在 MRI 扫描仪中的时间并提高诊断准确性[28]。

总 结

随着人类的不断进化，人类智能越来越能够适应环境的变化，与此同时，我们的认知系统也得到了发展，使我们能够在现实世界的物理和社会场景中生存。有鉴于此，应该在人类认知系统进化的现实环境中评估类人认知系统，即通用型人工智能（AGI）。换句话说，如果开发的 AGI 无法在现实环境中完成某些任务，那么人类智能的相应方面就缺失了。因此，认知系统应该通过组织系统本身观察到的多模态感觉运动信息来学习各种技能。为此，认知系统应该有一个主体来主动和自主地探索物理和社会环境，也就是说，应该使用具有在真实环境中行动的具身机器人来测试它。从脑科学发展的角度上来说，为了更详细地了解人类的思维和大脑是如何工作的，WB‐PGM 等标准模型可以提供自上而下的指导来解释实际的实验结果，同时，这些模型又可以提出新的实验，进一步有效地揭示人脑和认知的奥秘。

我们生活在"大数据"时代，数据流入的数量、种类和速度正在不断扩大。大数据支持了机器学习算法的训练。例如，庞大的图像数据集（由用户通过搜索词标记）支持图像识别系统的发展，该系统能够准确识别狗、猫、鸟或图像中的任何物体。此外，语音识别、人脸识别甚至情感 / 表情识别系统同样受益于大量的标记数据。在快速处理和分析大量信息以及识别模式或关系方面，人工智能系统比人类工作者更具优势。**通过自动化这些手动任务，科学家可以有更多时间进行创造性和更高阶的工作**，这包括需要有关数据或领域的先验知识的任务或需要人类判断的任务，如审查科学出版物或解释模棱两可的医学结果时。

越来越多的焦点已经转移到人类和人工智能如何协同工作的问题上，这样可以更显著地提高生产力，并扩大人类能力的界限。科学家对人工智能的有效使用在很大程度上取决于人类与人工智能协作的质量以及个人、团队、组织层面上的因素。这种协同关系承认了人类与人工智能系统的独特和互补优势，并提供了合作解决两者自身局限性的机会。在人类与人工智能协作的场景中，人类科学家将委派人工智能系统更有效地完成特定的任务，让人类科学家有更多的时间和资源投入到更依赖于人类独特认知能力的任务中去。为了最大限度地发挥人类科学家与 AI 系统的互补优势，需要在设计和评估 AI 应用程序时考虑到人类科学家的工作流程。在某些情况下，AI 系统可用于自动化工作流程的离散部分（如预处理大型数据集），或与人类科学家协同工作（如验证先前的分析）。

作为一种通用技术，人工智能技术在科学和研究领域的应用有望不断提升生产力，在全球各国的科学部门正面临持续生产力下滑窘境（即投入更多的科研工作却产出了更少的结果）这样的大环境中，这是十分有用也是十分必要的。

参考文献

[1] Eliasmith C, Stewart T C, Choo X, et al. A large-scale model of the functioning brain[J]. Science, 2012, 338(6111): 1202–1205.

[2] Sagar M S M, Henderson A. Creating connection with autonomous facial animation[J]. Communications of the ACM, 2016, 59: 82–91.

[3] Doya K. What are the computations of the cerebellum, the basal ganglia and the cerebral cortex[J]. Neural Netw, 1999, 12(7–8): 961–974.

[4] Miyazawa K, Horii T, Aoki T, et al. Integrated cognitive architecture for robot learning of action and language[J]. Frontiers in Robotics and AI, 2019, 6: 1–20.

[5] Nishihara J, Nakamura T, Nagai T. Online algorithm for robots to learn object concepts and language model[J]. IEEE Transactions on Cognitive and Developmental Systems, 2017, 9(3): 255–268.

[6] Taniguchi A, Hagiwara Y, Taniguchi T, et al. Improved and scalable online learning of spatial concepts and language models with mapping[J]. Autonomous Robots, 2020: 1–20.

[7] Yamins D L, Hong H, Cadieu C F, et al. Performance-optimized hierarchical models predict neural responses in higher visual cortex[J]. Proc Natl Acad Sci USA, 2014, 111(23): 8619–8624.

[8] Kell A J E, Yamins D L K, Shook E N, et al. A task-optimized neural network replicates human auditory behavior, predicts brain responses, and reveals a cortical processing hierarchy[J]. Neuron, 2018, 98(3): 630–644 e16.

[9] Taniguchi T, Nagasaka S, Nakashima R. Nonparametric Bayesian double articulation analyzer for direct language acquisition from continuous speech signals[J]. IEEE Transactions on Cognitive and Developmental Systems, 2016, 8(3): 171–185.

[10] Devlin J, Chang M W, Lee K, et al. BERT: Pre-training of deep bidirectional transformers for language understanding[J]. ar Xiv, 2019.

[11] Brown T, Mann B, Ryder N, et al. Language models are few-shot learners[J]. Advances in Neural Information Processing Systems, 2020, 33: 1877–1901.

[12] Takemura S Y, Bharioke A, Lu Z, et al. A visual motion detection circuit suggested by Drosophila connectomics[J]. Nature, 2013, 500(7461): 175–181.

[13] Helmstaedter M, Briggman K L, Turaga S C, et al. Connectomic reconstruction of the inner plexiform layer in the mouse retina[J]. Nature, 2013, 500(7461): 168–174.

[14] Kabra M, Robie A A, Rivera-Alba M, et al. JAABA: interactive machine learning for automatic annotation of animal behavior[J]. Nat Methods, 2013, 10(1): 64–67.

[15] Ryait H, Bermudez-Contreras E, Harvey M, et al. Data-driven analyses of motor impairments in animal models of neurological disorders[J]. PLoS Biol, 2019, 17(11): e3000516.

[16] Xu Z, Wu W, Winter S S, et al. A comparison of neural decoding methods and population coding across thalamo-cortical head direction cells[J]. Front Neural Circuits, 2019, 13: 75.

[17] Ullman S, Harari D, Dorfman N. From simple innate biases to complex visual concepts[J]. Proc Natl Acad Sci U S A, 2012, 109(44): 18215–18220.

[18] Langdon A J, Sharpe M J, Schoenbaum G, et al. Model-based predictions for dopamine[J]. Curr Opin Neurobiol, 2018, 49: 1−7.

[19] Press C, Gillmeister H, Heyes C. Sensorimotor experience enhances automatic imitation of robotic action[J]. Proc Biol Sci, 2007, 274(1625): 2509−2514.

[20] Tanaka F, Cicourel A, Movellan J R. Socialization between toddlers and robots at an early childhood education center[J]. Proc Natl Acad Sci U S A, 2007, 104(46): 17954−17958.

[21] Cross E S, Riddoch K A, Pratts J, et al. A neurocognitive investigation of the impact of socializing with a robot on empathy for pain[J]. Philos Trans R Soc Lond B Biol Sci, 2019, 374(1771): 20180034.

[22] Birbaumer N, Cohen L G. Brain-computer interfaces: communication and restoration of movement in paralysis[J]. J Physiol, 2007, 579(Pt 3): 621−636.

[23] Dollar A M H H. Lower extremity exoskeletons and active orthoses: challenges and state-of-the-art[J]. IEEE Trans Robot, 2008, 24: 144−158.

[24] Willett F R, Avansino D T, Hochberg L R, et al. High-performance brain-to-text communication via handwriting[J]. Nature, 2021, 593(7858): 249−254.

[25] Chander N G, Reddy D V. Denture tracker for edentulous Alzheimer's patients[J]. J Indian Prosthodont Soc, 2023, 23(1): 96−98.

[26] Shindo K, Kawashima K, Ushiba J, et al. Effects of neurofeedback training with an electroencephalogram-based brain-computer interface for hand paralysis in patients with chronic stroke: a preliminary case series study[J]. J Rehabil Med, 2011, 43(10): 951−957.

[27] Shibata K, Watanabe T, Sasaki Y, et al. Perceptual learning incepted by decoded fMRI neurofeedback without stimulus presentation. Science, 2011, 334(6061): 1413−1415.

[28] Dartnership on AI. Collaborations between people and AI systems (CPAIS): Human-AI collaboration framework and case studies[EB/OL]. (2019−09−25)[2023−07−31]. https://partnershiponai.org/.

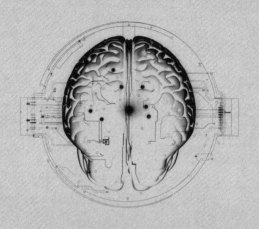

第三章

人工智能与人类智能的区别

人工智能（artificial intelligence，AI）的智能程度如何？未来会变得多么智能？人工智能与人类智能（human intelligence，HI）之间的区别和关联又是什么？这些都是近年来讨论的热点话题，但在各个研究领域都尚未达成共识。要讨论这些问题，我们需要先了解智能（intelligence）的概念以及 AI 与 HI 的底层机制。笼统地说，智能是获取和使用知识的能力，包括识别问题和解决问题等。因此，**智能不仅是拥有尽可能多的知识，更重要的是从知识中学习一般规则并将其应用到新的任务中去**。早前的研究认为可以用某个单一的指标来衡量它，比如 Charles Spearman 于 1904 年提出的理论就将一个构成智能基础的一般因素（g 因素）作为其核心思想。到了 20 世纪 80 年代，Robert Sternberg 提出了智能三元论（triarchic theory of intelligence），认为智能应分为分析型、创造型和实用型这三种类型。这些能力既相关又不同，例如，一些颇具造诣的艺术家可能极具创造力，但他们缺乏处理日常问题的实用型智能。这可能与人脑在结构和功能上的模块化组织有关，以支持不同的认知功能。

计算机有智能吗？计算机是为执行计算而创建的机器，由于计算是人类智能的一个重要方面，因此计算机确实具有智能。然而，计算机的智能是机械的，需由人类来指示它们执行相关的操作。它们虽然快速准确，但不具备创造和抽象的能力。人工智能程序非常成功：1997 年，IBM 的超级计算机"深蓝"（Deep Blue）击败了国际象棋史上最好的棋手之一——当时的卫冕世界冠军 Garry Kasparov。2016 年 3 月，名为 AlphaGo 的深度神经网络算法在谷歌 DeepMind

人机挑战赛中击败了人类围棋顶尖高手——18届围棋世界冠军李世石。Google强调，围棋棋盘上的可能排布比宇宙中的原子还要多，即使是最强大的计算机也无法想象，因此，围棋在人工智能开发者的"终极挑战榜单"上一直名列前茅。围棋如此纷繁复杂，以至于人类顶级玩家不仅需要依靠分析，还需要凭借直觉来下棋，因此，为了击败这些人类玩家，机器必须以某种方式重现这种"魔法"。AlphaGo的第二个版本AlphaGo Zero更是通过与自己下棋的强化学习方式，仅仅几天时间，不仅打败了人类高手，还创造了一些人类从未想过的棋法。然而，归根到底，这些成绩只是IBM团队和DeepMind团队编写的程序，是人类创造力的果实。事实证明，计算机不可能根据任意需求自动生成程序，程序只能由具备创造力的人类来设计和编写。计算机之所以变得越来越强大，是因为我们为它们创建了越来越多的程序来运作，但计算机本身无法自行扩展其功能。然而，理解AI和HI在策略上的这种差异，并进一步分析这些差异，也有助于我们能更好地理解人脑的功能以及会这样工作的原因。

脑科学是人工智能的灵感来源，而人工智能又可以帮助脑科学的发展，两者相辅相成，共同进步。人工智能不仅为脑科学研究提供了一个很好的工具，也可以帮助我们更好地理解大脑。本章将着重介绍人工智能（AI）与人类智能（HI）的区别，通过两者的比较，我们有机会看到在形成不同于人类智能的人工智能过程中所涉及的潜在机制，亦能更好地了解人工智能未来的发展前景和无限可能。

第一节
大脑和机器的元学习

元学习（meta-learning）是指学习如何学习的能力，例如，学习调整现有学习算法的超参数以及如何使用现有模型和知识来有效解决新任务。元学习理论无论是从生物学、行为学还是从人工智能的角度上来看，都有一个核心思想，即学习应该利用过去的相关经验，而不是从每一项新任务重新开始。人类和动物学习者之所以能提高效率，至少部分原因在于他们并非完全"从头开始"学习。"生物学习者不像白板一样运作，而是将过去的丰富知识用于解决任何新的学习问题上，而正是这种预先存在的知识能够帮助他们实现快速的新学习。"心理学家将这种现象称为元学习。最近的研究已经开始调查是否可以将元学习整合到深度强化学习中去，并获得与生物学习相同的效率回报。

深度强化学习是将深度神经网络与奖励驱动的学习算法相结合，它最初在视频游戏任务中取得突破性的应用[1]，经过近几年的飞速发展，目前已成功地应用于更丰富的任务场景中，从下棋[2]到《星际争霸Ⅱ》中的宗师级别[3]，从复杂的工程控制任务[4]到需要竞争与合作的多智能体设置[5]。然而，与人类和其他动物的学习方式相比，标准的深度强化学习智能体的学习方式存在巨大差异，主要体现在学习速度或"样本效率"上的显著差异：与人类学习者相比，深度强化学习通常需要更多的经验才能达到适应性行为。有基于此，在过去 3 年中，**深度强化学习中的元学习，或者越来越多地被称为元强化学习（meta-reinforcement learning），已经成为 AI 研究中的一个新兴领域。**

关于元强化学习，有学者提出了一种基于前额叶皮质（PFC）功能的理论[6]，该理论主要基于 PFC 两个方面的功能。首先，从解剖学功能来说，PFC 强大的循环连接性，通过持续的神经激活支持工作记忆，同时，PFC 参与贯穿纹状体的回路，而多巴胺在纹状体中起着基于奖励而调节突触强度的关键作用。其次，从计算功能上讲，PFC 的这些方面对应于驱动紧急元强化学习的循环连接和基于强化学习的权重调整。在这之后的一项利用有关前额叶皮质情境恢复效应的神经科学数据的研究展示了一个现象，当之前已经解决的问题在干预后再次延迟出现时，元强化学习如何以快速检索先前解决方案的方式重塑情景记忆功能，这充分表明了情境记忆在元强化学习中的核心地位。在另一项最新的研究中，AI 科学家引入了一种绰号为"炼金术"的视频游戏基准测试，专门用于测试当前元强化学习方法的概念范围，初步研究结果表明，就其发现和利用抽象任务结构的能力而言，当前的技术确实触及了可识别范围的"天花板"，假如这种限制真的可以通过融合研究得到证实，则表明元强化学习可能需要元学习的进一步创新来推动这一上限。这样的话，人类的结构学习能力及其神经基础可能会成为 AI 前沿发展的有用指南。

在神经科学中有一个经典的例子，就是 Edward Tolman 在 1948 年提出的"认知地图"，这个概念最初是对大鼠在迷宫中游荡时的行为进行观察后提出的。在这个空间导航任务中，大鼠首先将一系列空间和时间信息存储为以自我为中心的坐标，构成"情景记忆"，再进一步转化为"认知地图"形式的更为抽象的"语义记忆"，鉴于此，大鼠可以使用这些结构化的知识在新环境中导航，或在迷宫中某些路径受阻时规划新的路线。现在我们知道，**"认知地图"不仅有助于空间导航，也有助于通过社会或价值空间进行抽象导航**。在最近的一篇发表在《细胞》（*Cell*）杂志上的文章中指出，科学家发现猴子与人类使用相同的大脑区域（包括海马体）在物理空间或抽象空间中导航，这些大脑区域负责抽象一般规律并形成可以转移以解决不同问题的真实知识。这解释了人类和其他动物如何拥有元学习（或学习学习的能力），这其实是智能的关键，尤其是让我们掌握多任务处理的通用智能的关键。

值得注意的是，人类的生物"碳"智能系统与机器的"硅"智能系统从基本结构上讲是完全不同的，前者是基于神经网络这个"湿软件"上的，而后者则是"硬件"和"软件"相互独立的系统。因此，当生物"碳"智能系统学会了新技能时，将局限于系统本身，而当机器"硅"智能系统学会了某种新技能时，组成算法可以直接复制粘贴到所有其他类似的数字系统中。

第二节

大脑和机器在搜索信息过程中的区别

面对未知的环境，人类试图尽可能有效地收集信息，而**执行信息搜索的过程主要通过涉及注意力、记忆、决策和预测的复杂神经网络来完成**。例如，医生试图通过尽可能少的医学观察和辅助检测手段来做出临床诊断，为了实现如此高效的诊断过程，医生必须评估可能的观察和测试提供信息的程度。他们如何评估信息量？这个问题是信息搜索行为的核心问题，最初在关于主观判断和加权证据的研究和科学实验的比较中得到了解决。随后，这个问题在心理学、经济学、人工智能和神经科学等各个领域得到了更为深入的探究。而人工智能的一个子领域，即主动学习，解决了一个学习框架的问题，在这个框架中，计算机旨在通过尽可能少的问询来了解被访者的相关信息。例如，在了解用户对哪些网页感兴趣的任务中，计算机"要求"用户将媒体文件（如文档和图像）标记为"有趣"或"不感兴趣"，随后，计算机尝试使用尽可能少的标记文件来预测未标记网页的标签。在该项任务中，主动学习的一个关键问题是如何选择要标记的网页以实现高精度的预测。当前已经提出了不同的选择查询的人类标准并将其应用于现实世界的数据集。

从经济学角度选择查询的标准

决策理论提供了评估信息价值的公式，该公式将信息的价值表示为人们愿意为获得信息而支付的价格。假设一个人在 n 个邮箱中寻找一封信，打开每个邮箱的成本为 V，有 n 种情况，每种情况下打开 i 个邮箱都会找到这封信（$i=1$，…，n）。每个案例的发生率为 $1/n$，因此，在找到这封信之前预期打开的邮箱数量为（$1+2+\cdots+n$）/ $n=$（$n+1$）/2，预期成本为（$n+1$）V/2。如果提供了哪个邮箱存储信件的提示，则成本降低为 V。因此，如果获取信息的价格小于（$n-1$）V/2，则人们会为该信息付费。一般来说，信息的经济价值定义为人们为了获得信息而愿意支付的价格，该价格是由提供信息前后的预期成本或机会损失之间的差值来决定的。从机器计算的角度上来说，信息的最优经济价值是实现目标的预期回报最大化或预期成本最小化，在以上邮箱中搜索信件的示例中，所有未来状态的概率在最初都是可预测的，因此能够计算信息的经济价值。但多数情况下，从计算复杂性的角度来看这个问题通常是棘手的，且计算通常是需要组合的，因为首先要了解所有未来的收益／回报、成本及其概率的完整信息。

从心理学角度选择查询的标准

多项研究结果表明，人类受试者主要根据概率增益、信息增益或信念的绝对变化来评估信息，因此，后续的实验研究了这三者中哪一个最能描述人类信息搜索的选择标准[7]。在该项研究中，受试者根据两个特征，即眼睛颜色（黄色或黑色）以及爪子颜色（深绿色或浅绿色），对浮游生物标本进行分类并接收即时反馈来了解概率值，在掌握这些概率之后，受试者被问及这两个特征中哪一个对分类最有用。结果表明，概率增益比其他标准更好地解释了受试者的选择。神经生理学研究表明，信息搜索过程中的概率增益是由皮质神经元的活动编码的，该活动可以反映信息的经济价值，当然这取决于寻求信息的任务。概率增益可以通过求和（summation）和最大化（maximization）计算，这两者可以分别在神经回路的收敛投射（convergent projection）和横向抑制（lateral inhibition）中实现。相较于信息的经济价值，心理标准只需关注当前环境和下一个状态下的有限信息（如奖励／成本的概率值），这就允许人们在多数无法完全了解未来奖励／成本的情况下评估信息的价值。因此，心理标准往往有助于解决现实世界中的某一类问题。然而，尽管神经生理学和心理学研究表明概率增益可用于信息搜索，但概率增益无法预测人类行为，这是"分裂半启发式（split-half heuristic）"的选择。假设一个人从一组概率相同的项目中搜索目标项目，他／她选择它的子集并询问该子集是否包含目标项目，在这种情况下，人们更愿意选择一个包含近一半项目的子集，以排除一半的候选项目，在此任务中，任何子集都具有相同的概率增益值，而信息增益对于一半项目的子集最大，表明信息增益可用于启发式[8]。

好奇心

心理学研究了人类的信息搜索行为，这种行为可以分为两类：工具性和非工具性。工具性信息搜索是为了获得外在奖励，即直接利益。

医学观察和检测都属于此类，因为它们对诊断很有用。而非工具性信息搜索本质上是由好奇心激发的。好奇心是对信息和知识的内在渴望的动力，通常可根据主观评分和受试者愿意等待获取信息的时间来衡量（图3-1）。在一项关于好奇心的试验中[9]，研究人员要求受试者先阅读一些琐碎的问题（如"地球所属的星系的名称是什么？"）并猜测答案，猜完后要求受试者必须等到正确答案的出现，当然，实际等待的时间因人而异，受试者可以随时停止等待并跳到下一个问题。该项试验结果表明：当对正确答案的信心处于适中水平时好奇心达到最大值，并且受试者对答案的好奇心越强，等待的时间越长，这表明如果人们对他们的猜测越不确定，好奇心就会越强，然后越能耐心等

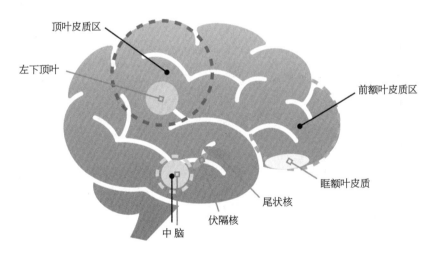

图3-1　应用功能性磁共振成像（fMRI）观察到不同脑区与信息搜索的关联性。既往研究显示，包括前额叶皮质区、顶叶皮质区、中脑都被报道与信息搜索相关（图中虚线圈画区域），而好奇心水平和与决策有关的眶额叶皮质、与预期奖励有关的尾状核区域、中脑和伏隔核、左下顶叶活动呈正相关（图中实心椭圆区域），而与大型区域网络（包括海马体、楔前叶以及颞叶和额叶内的一些簇）中的活动呈负相关

待正确答案的出现。在另一项试验中[10]，研究者设计了一个抽奖任务，向受试者展示了一个包含 20 个弹珠的花瓶的图像，每个弹珠可以是红色或蓝色的，这两种颜色都与受试者可以获得的积分有关。这项研究的结果表明，对好奇心的评级和等待意愿随着结果的不确定性（outcome uncertainty，OU）的增加而增加。

第三节
大脑和机器在处理信息和执行任务过程中的区别

在人类的神经系统中，除了典型的自下而上投射，同一层内的神经元会形成许多横向连接（lateral connections），另外，还有很多反馈是自上而下投射的。在人类大脑中，有许多不同类型的神经元，包括兴奋性神经元、抑制性神经元及其具有不同形状和投射目标的亚群，表明了功能的异质性；还有许多不同类型的神经递质，包括多巴胺、血清素、去甲肾上腺素等，会影响大脑的状态和信息的处理。与生物神经系统相比，人工智能网络仍处于过于简化的模型，人类智能的许多特征尚未在 AI 系统中得到实现。例如，**人脑既可以执行顺序处理，也可以执行并行处理，而计算机只能执行顺序处理。**

由于人脑和人工智能在本质上表现出的巨大差异，两者在执行特定任务上的难易程度也天差地别。简而言之，**涉及复杂运算的任务（如客观算术、逻辑和抽象运算等）对人脑来说都是相对困难的任务，而不涉及复杂运算的任务（如识别模式、感知运动任务、训练有素的任务等）对人脑来说都是相对容易的任务**。例如，对于人脑来说，两个随机六位数的乘法计算远比在照片上识别朋友困难得多；而对于计算机系统来说，当涉及计数、算术运算、统计、概率计算、数据分析、逻辑推理、记忆等能力时，其速度将比人脑快数千倍，而相比之下，图像识别开发较晚，且只有当基于生物神经网络某些原理的深度学习技术被开发出来时才会获得进展。近年来，人工智能在图像识别、图像生成、图像推理和图像分析技术方面发展迅速。例如，图片分类软件 ImageNet 是一个图像数据库，其中包含了超过 1 400 万张被人类分类和标记过的物体照片，因此，它得以对具有相同标签的图像（如"猫"）的共同点进行统计理解，然后当新图像显示时，网络会检查其相似的数值属性，如果找到了匹配项，就会把该新图像标记为"猫"的图像。目前 ImageNet 在区分图片的准确率上已达到 91% 左右，另有一些人脸识别软件在识别人脸的准确率上已接近 100%。然而，这种学习方式与人类的学习方式截然不同，一个婴儿在生命的前两年看到了大约 10 亿张图像，但是这些图像很少被标记，只有一小部分物体会被主动指出和命名，我们并不知道如何让机器从大部分未被标记的数据中进行学习。为此，麻省理工学院大脑、心智与机器中心（Center for Brains, Minds and Machines of MIT）的计算神经科学家 Tomaso Poggio 实验室目前正在进行一个项目的初始阶段，该项目有望使神经网络能够通过从未标记的视频中以推断模式来执行无监督学习。我们清楚生物智能可以做到这一点，但问题是如何做到的？如何让人工智能也做到这一点？研究人员正试图通过设计如婴儿玩耍时的程序来解决无监督学习问题，在这种场景下，婴儿通常可通过与周围环境的随机互动慢慢理解周围世界是如何运作的。因此，研究人员也试图通过编码来"激励"计算机进行探索以期待它们会"出现新的行为"。另一个悬而未决的问题是，智力的某些方面是否被进化"安装"了。例如，婴儿可以从生命开始最初的几个小时就倾向于将一张脸识别为一张脸，我们的基因似乎编码了一种机制，使我们得以在发育早期就快速学会了这项任务。破译这个想法是否正确有助于使人工智能科学家找到一种有效的方法来帮助机器学习。

此外，人工智能对图片或视频中常规物体的探测和定位以及对人体姿势的估计等方面也取得了显著的进步，人工智能还可以识别视频中的动作。人工智能的图像分析技术在医学领域也取得了卓越的影响和飞速的发展，包括放射读片在内的医学应用已越来越成熟。值得注意的是，当前人工智能通常缺乏鲁棒性，它很容易被愚弄，表现出对正确识别图像所处的情境、周围杂乱的场景甚至图像中遮挡的部分存在困难。例如，当图像像素值发生改变时，即使是人眼几乎察觉不到的轻微改变，人工智能可能会将图像中的熊猫识别为长臂猿。这样的缺点不容易克服，或许可以通过模仿人工神经元中的生物神经尖峰。当前的人工智能缺乏人类具有的所谓的"视觉理解"，科学家认为这种"视觉理解"体现在大脑视觉通路上从较高的视觉皮质向较低的视觉皮质自上而下的反馈，然后在较低的视觉皮质为各种物体合成可能的视觉信号来实现这种"理解"，它可以帮助填补由于遮挡而丢失的部分视觉输入信号，并消除误导性的输入信号[11]。除此以外，由于注意力选择在人类智能系统中所发挥的关键作用，只有一小部分感官输入信息被人的大脑进一步处理了，这可能是基于生物"碳"系统的能耗节省和资源优化原则，这就是人工智能未能完全反映人类视觉的另一个重要原因。当然有时候，我们也会被外周视野中的视觉信息所愚弄，这就是所谓的"视觉错觉"的影响[11]。

除图像处理外，人工智能在语言识别和处理技术上也得到了飞速发展。语言识别，如许多应用程序上的听写功能，可以将语言转化为文字。在语言翻译方面，具有代表性的是 Google，可以使人们更准确、更便捷地转换语言。谈及语言处理，最新的语言模型（如最近非常火热的由 OpenAI 开发的 ChatGPT）已经可以实现用一个巨大的数据集训练语言模型 AI 让它根据例子学习各种任务，从而做到更准确、更高质量地以书面写作的方式回答人类提出的问题或扩展描述人类给定的框架。另外，人工智能在推理性任务（如检测一个假设是真、假或未知的自然语言推理）上也更进了一步，一些大型语言模型的推理能力在某些方面已取得了显著的成绩，但要做到与人类智能媲美仍存在一定的差距。人工智能还可以对文字进行总结。

一般来说，在各种无法预测的环境和事件下，人类智能系统比人工智能系统更适合完成更为广泛且不确定性更高的认知和社会任务，也更擅长社会-心理行为的互动。举例来说，人工智能系统很难理解人类的语言和象征主义，因为这需要一个非常广泛的参考框架。在应对突发事件和各种可能出乎意料的情况时，人脑更善于在开放的和定义模糊的任务中创造性地设计出可能性和解决方案。对于人工智能来说，通常会基于大量的数据和搜集的信息"开展"一个深度学习模拟的过程，这就类似于我们大脑分层神经网络的学习过程。然而，人工智能在不知道潜在因果关系的情况下会将学习的结果直接连接到行动中去，但它无法像人类一样对决策进行推理，因为这是一个充满可塑性和临时性的过程。首先，人类通常不知道他们隐含的认知或态度，因此无法充分报告这些认知和态度，这就可以理解为什么很多人很难内省地分析自己的精神状态。其次，人类很难揭示大脑是如何创造出有意识的想法的，也就是说，我们有意识的想法并没有告诉我们它们出现的方式，也并没有用主观标记来区分正确的和错误的推理过程。因此，强化学习需要环境而不仅仅是数据集来训练机器，机器需要在环境中才能试验各种情况，从而找出最佳的"游戏规则"。

第四节
发现大脑的分类技巧和策略

大脑通过一个叫作认知分类（cognitive categorization）的过程来对事物进行分类，这就允许我们根据共同的属性或特征将物体、事件和经历归类。大多数理论认为，对事物的归类涉及自下而上的感官信息处理和自上而下的概念知识的结合。自下而上的处理涉及对自然环境的感官输入（如视觉或听觉刺激）的分析，这允许大脑识别物体的基本特征如形状、颜色和纹理。自上而下的处理涉及使用先前的知识、预期以及语境来指导分类。例如，如果看到一个物体有四条腿和一条尾巴，可能会把它归类于狗，因为之前的知识告诉我们狗是长什么样子的。

计算机视觉的核心是重建以及识别，即首先对"观察"到的物体进行模型的建立，然后根据视觉和其他相关信息对这个物体进行识别。在传感器将图像的信息进行计算后，计算机生成精确的几何模型（物体模型）或对实际的刺激进行物理、几何和统计过程的描述（绘制模型）。物体模型对物体的性质描述是模糊的，而绘制模型则是复杂和精确的描述。但需要注意的是，绘制模型的刺激通常是模糊的。在图像形成的时候，需要考虑一些会扭曲物体外观的效应以正确地重建几何结构。**图像和视频具有4个普遍性质：边缘、纹理、光流和自然图像分割**。现代系统通过外观对图像进行分类，照明、透视收缩、视向、遮挡和变形这五种效应决定了其技术难点。一种常用的图像分类器为卷积神经网络（CNN）。CNN 是人工神经网络的扩展，它使用源自猫的视觉皮质上的工作架构，在面部识别、语义分割、姿势检测和其他视觉专长等任务上取得了显著的成功。这些新架构最引人注目之处是它们能够从大型高维数据集当中提取抽象特征，并且在处理成像和视频数据方面特别容易。这种从高维输入中自动提取有意义特征的能力使其成为部署在输入信号通常复杂、高维且难以解释的医疗问题上的理想工具。上面提到的 ImageNet 使图像分类准确率大幅提升就是一个很好的佐证示例，这样巨大的改变可能是通过应用 CNN 从数据学习中得来的特征而实现的。检测器的作用是在一幅图像中寻找多个物体以判定物体的类别，并通过边框的添加来反映其位置。当图像的检测器构建完成后，CNN 分类器可以对每个检测点观察到的内容分类，得分高的分类被选用，而其他位置的分类则被忽略。

应用这些计算机视觉分类处理方法，我们或许可以通过图片或视频的观察来更好地推测人类的行为，从而解决诸如改善公共设施建设等方面的实际问题。目前，该技术的应用已经可以实现预测图像中人体关节的位置，从而得到全身的三维结构。此外，还可以创建标注系统来为图片配注相关的文字，但不足之处在于这个系统尚无法关注到全面的信息。若使用带标题的图像进行深入训练，或许可以构建出更精准的标题系统（该系统允许使用一个或多个句子来描述图像从而编写标题）。如果想将计算机生成的图形嵌入照片中，需要对图片的深度图和反射率进行估计并与其他已知光照参数的图像进行匹配，从而估计出这张照片的光照。嵌入需要的图形后，使用物理渲染进行处理，并将修改后的图像与原图进行融合。除了这种方法，也可以通过训练神经网络来进行图像变换。此外，生成对抗网络可以生成骗过大众的图片，称为深度伪造。

第五节

大脑是人工智能理想的模型吗？

在 Alan Mathison Turing 于 1936 年奠定计算基础的论文中，他使用了一个人作为他模型的基础，他将人类"计算化"的动作抽象化，使用纸和铅笔在一个形式化的机器中进行计算，在无限的纸带上操纵各种符号。Turing 在概念上证明了任何可以通过有限连续的逻辑运算（即算法）解决的问题都可以由图灵机解决，但确实存在图灵机无法解决的问题。1950 年，Turing 设计了一个测试来确定机器是否智能。在这个测试中，人们通过打字回答问题等间接方式与隐藏在另一个房间的计算机或另一个人进行交流，然后他／她必须做出判断是在与计算机还是另一个人通信。如果判断错误，那么图灵建议，我们应该将智能归因于计算机。虽然至今仍有许多人为着图灵试图构建大脑的梦想而奋斗，但神经生物学家则认为这种尝试是幼稚的。理由很简单，**大脑是很特别的，我们仍然不知道大脑内的任何区域的详细"电路"，怎么可能用一行代码来表示一个神经元突触（一个包含数百种不同蛋白质的复杂结构）而逐渐重现大脑的结构呢？** 生物系统与机器完全不同，他们必须在很长一段时间内对各种刺激做出反应，这些反应反过来又改变了它们对环境和随后刺激的反应。例如，处于社会群体中的昆虫个体的行为受到它们建造的房屋结构及其兄弟姐妹的行为的影响。大脑引导着我们穿越世界，告诉我们做什么或说什么，并执行无数重要的功能，大脑是我们情绪、动力、创造力和意识的源泉，而没有人知道如何在人造的机器中复现这些功能中的任何一个。尽管如此，70 年来，那些从事"计算神经科学"研究的科学家都假设大脑是一台计算机，一台相当于图灵描述的有限状态的机器，它有一条无限长的"纸带"和一个有限的"符号集"，它可以进行计算。1943 年，Warren McCulloch 和 Walter Pitts 注意到神经系统中神经元放电的"全或无"的性质，将神经元网络建模为逻辑门电路，并指出这些可能"只计算图灵机可以计算的数字"。但更重要的是，他们提出了心理层面的一切都发生在这些网络中。几十年来，这些想法激发了对神经网络更多的研究，从而促进了"计算神经科学"的不断发展。现在，这些隐喻和模型充斥着对大脑如何"计算"的解释，但是这些二元抽象论并没有捕捉到大脑固有的复杂性。所以现在我眼前出现了圆圈，大脑变成了一台数字计算机；但我们仍在努力使机器变得智能。鉴于我们的大脑模型是在这样的机器上执行的，这些机器是否应该以大脑为模型？这可能还不够。当你被卡住时，你就被卡住了。我们会走出这个死胡同，但需要一些勇敢而聪明的人来打破我们对大脑模型的困惑。

社会认知学带来的灵感

为了理解我们所处的环境，大脑通常只使用一些针对某种情况的相关线索，这些线索是特定的并且很少出错，它们如同识别代码或符号刺激般用于引发生物体的适当反应。为此，大脑需要对其环境拥有一定的期望和预知，这些期望涉及物理世界的规律性，对环境的概率预测，包括其他生物的可能行为等。这些知识一部分是由个体大脑在有机体的生命中学习得到的，然而对环境的大部分理解是与生俱来的，是大脑在超个体学习进化过程中获得的。大脑可以不仅仅通过应用确定性指令（算法）来解决一些问题，也可以通过其他方法，如使用幸运的直觉。直觉、创造力和灵感闪现是大脑特有的吗？科学术语总需要一个可观察的、可测量的测试。创造力可以被描述为基于猜测和有趣的尝试发明或设计新的东西。那么，什么是直觉和灵感闪现呢？直觉可以被描述为基于预先知识和过往的经验对某种决定或程序特定的偏好，而这种决定或程序尚无法用逻辑推理来证明。灵感闪现则是无法解释的意外的直觉预感。

然而，人脑的能力是有限的。我们可以理解物质世界的某些属性，但并非全部，有些问题是我们无法解决的，这就是我们对世界理解的局限性。

社会认知和学习是否涉及元学习中的自我参照过程一直是该研究领域的一个热门问题，而既往的一项研究结果通过支持社会认知涉及自我参照过程这一观点回答了上述问题，该项研究调查了人类参与者如何通过模拟他人的决策过程来学习预测基于价值的决策[12]。社会认知是一个人理解他人的心理状态如想法、感受、意图，以及对他人行为动机和意志进行推测和判断的过程。具体来说，它包括对仪表和表情、他人性格和行为的原因以及人与人关系的认知。社会认知对个体与社会的互动和交流至关重要。社会认知的过程需要不同脑区分工协作。这些有着特异功能的脑区进行复杂的协作来实现个体的社会认知。社会认知的过程需要一个人对过去的经验进行搜索并分析有关线索，通过思维活动来实现。社会认知具有选择性、反应显著性以及行为自控性，即人类是有选择地去进行社会认知的，并且受社会刺激的变化随着个人对社会刺激的意义理解程度的改变而改变。此外，个人的体验也不被他人察觉。社会认知风格因人而异。根据是否依赖外部环境影响可分为场依赖性和场独立型；根据观察及反应策略分为冲动型和沉思型；根据信息加工方式则可分为具体型和抽象型。在对他人的认知中，还包括首因效应（即第一印象）、近因效应（印象主要取决于后来出现的刺激）、晕轮效应（对一个人人格特征的印象被用来推测其他品质）以及社会刻板印象（对特定社会群体的既定印象）。因此，人类的社会认知是丰富的，但认知的策略和方式各不相同。相较而言，AI的社会认知依赖于输入或训练的数据特征，因此无法包含复杂的社会心理学影响因素及个体经历，呈现均质性。

研究人员将功能磁共振成像（fMRI）与计算模型结合使用，发现了对于这项任务至关重要的两种类型的学习信号。一种信号被称为模拟他人的奖励预测误差（stimulated others' reward prediction error，sRPE），这是他人最终获得的结果和对他人的预期奖励之间的差异，通过模拟他人基于价值的决策而产生。另一种信号被称为模拟他人行为预测误差（stimulated others' action prediction error，sAPE），这是模拟决策过程中产生的他人选择与他人预期选择（概率）之间的差异。sRPE 跟踪他人假设自己和他人之间有一个共同的决策过程，而 sAPE 纠正与他人实际行为期望的偏差，反映决策过程中的差异。此外，研究人员还为学习信号和决策信号的内部模拟找到了一种自我参照属性。正如社会认知中的模拟理论所提示的那样，与 sRPE 相关的大脑区域（即腹内侧前额叶皮质）也为自己的决定和预测他人的决定编码信号。有趣的是，**人类和其他群居动物经常表现出有益于其他个体的行为**。具体来说，人类在亲社会行为中有一个特殊的特征，即倾向于通过牺牲自己的利益来造福他人。对于人类来说，这种亲社会行为是源于自我关注还是真正的他人关注一直存在争议，但无论在何种立场下，对他人决策的认知似乎都涉及将他人的利益或价值转化为自我导向的决策过程。假设人类亲社会行为是在基于皮质模型的过程中计算的，研究表明皮质下区域，尤其是杏仁核，在亲社会行为中起着重要作用，而皮质区域，特别是前额叶皮质（PFC），对自体行为至关重要。研究人员对这种社会价值转换的神经基础进行了调查，与向参与者自己提供奖金的情况相比，研究人员评估了对他人的奖金奖励如何嵌入一个人基于价值的决策中去[13]。研究结果发现，为他人和自己处理的红利提议是受左侧背外侧前额叶皮质（ldlPFC）支配的，而仅为他人处理的红利提议则是受右侧颞顶交界区（rTPJ）支配的。在右前脑岛（rAI）和腹内侧前额叶皮质（vmPFC）区域处理他人的奖金对自己的决定的影响。使用动态因果建模和心理生理相互作用分析后，该研究表明了从 ldlPFC 和 rTPJ 到 rAI 以及从 rAI 到 vmPFC 的影响，表明社会价值转换的神经级联反应，即 rTPJ/ldlPFC → rAI → vmPFC。此外，该研究还发现这种社会价值转换的神经机制在自私个体和亲社会个体之间的区别，这种转换过程本身并非元认知，但在其功能上仍被视为类似于模块和改进社会环境中的自我决策。**通过研究可以推测某些社会习惯是在刻板的刺激－反应环境下通过无模型系统的强化学习获得的，而另一些社会习惯则是由基于模型的系统的目标导向计算调节的。**然而，社会行为背后的许多神经机制仍不清楚。

由于社交沟通涉及估计和理解他人的意图，因此可以将意图估计建模为对他人潜在变量的推断，以预测他们的行为。换句话说，**如果我们能估计一个人的意图，我们可以更准确地预测他／她的行为，意图估计在某种程度上可以建模为预测问题**。在提出这一想法的早期，研究者认为可以使用多个前向－逆向模型对意图估计进行建模，并用概率生成模型（PGM）进行重新解释。意图被看作是系统内的一个隐变量，即隐变量的推断可以看作是意图估计。应该注意的是，如果我们试图通过假设潜在变量来模拟每个人的行为，那么模拟的复杂性会大幅增加。例如，当我们踢足球时，我们显然不会一一预测球员的行为，因此，需要使认知系统能够预测一群人的行为并执行合作任务的PGM。

为大脑的算法建模

为了推进人工智能的发展，我们需要更好地理解大脑在算法层面的运作，即大脑用来描绘我们周围世界的表征和过程。例如，如果我们能知道概念知识是如何从感知输入中形成的，那么它将允许人工智能语言系统中符号的含义以"感官现实"为基础。因此，人工智能研究中不仅需要沉浸在最新的大脑研究中，还要进行神经科学试验，以解决诸如"概念性知识是如何获得的？"等关键问题。相反地，从神经科学的角度来看，尝试将智能提炼成算法结构可能是理解我们思想中一些持久奥秘（如意识和梦想）的最佳途径。然而，大多数软件工程师既不知道也不关心解剖学或生理学，即使是受到生物学启发的方法，如元胞自动机（cellular automata）、遗传算法（genetic algorithms）和神经网络（neural networks）也与活组织仅有微弱的联系。

这里需要提出一个人工神经网络（ANN）的概念，它也被称为模拟神经网络（SNN），最初是在 20 世纪 40 年代被提出的，其灵感来源于从大脑中观察到的组织和学习机制。**人工神经网络是一种受人类大脑结构和功能启发的机器学习模型，也是深度学习算法的核心，它有不同的类型以适应不同的需求。**ANN 由大量相互连接的类似于神经元的处理节点组织成的节点层（layers of nodes）组成，包括一个接收外界数据的输入层（input layer）、一个或多个隐藏层（hidden layer）以及一个输出层（output layer）。每个节点（或称为人工神经元）都与另一个相连，并且有加权和阈值，因此比其他连接更强大。输入层中的节点通过一系列数学权重连接到隐藏层中的节点，这些权重就像神经元之间的突触一样，同样地，隐藏层以相似的方式连接到输出层。隐藏层中的神经元对输入层的数据进行精密计算，并将其转换成更适合当前任务的形式，而输出层根据这些数据产生相应的预测或分类。如果任何单独的节点输出超过了规定的阈值，这个节点就会被激活，并将数据传送至网络中的下一层；否则，数据就不会被传送。通常给予模型数据来训练人工神经网络，在训练过程中，根据网络的预测和实际输出之间的误差来调整这些连接的权重以使误差最小化，从而提高网络的精密度。举例说明：在面部识别等任务中，输入的数据可以是一组数字，用于描述人脸图像中的每个像素，根据它从白色到黑色的 100 分制中的位置，或者它是红色、绿色还是蓝色。数据被输入后，隐藏层将这些值乘以连接的权重，然后得出答案。为了训练系统产生正确的答案，将此输出与输入完全匹配时应达到的输出进行比较，并且该差值用于调整节点之间的权重。ANN 高度依赖于数据训练来学习和改善其准确性，一旦这些学习算法被调至精确的程度，它们就会成为人工智能的强大工具，使我们得以对数据进行高速分类和聚集。不同类型的 ANN 有着特定的架构，常见的类型包括前馈神经网络（FNN）、用于图像处理的卷积神经网络（CNN）、用于序列数据的递归神经网络（RNN）以及用于生成新数据的对抗生成网络（generative adversarial networks，GAN）。ANN 中较为著名的就是 Google 的搜索算法。而迄今为止最为成功的 AI 视觉网络构建为多层卷积神经网络，即向输入层呈现大量的视觉图像，通过一种所谓的监督学习的方式"教导"网络使其上层能够正确地发出信号或识别图像中的对象[14]。如果排除人工智能在视觉识别方面可能被愚弄或混淆的情况，一些人工智能网络从某种程度上讲在物体识别方面已经可以达到甚至超越人类的性能。事实上，在未使用过多计算层的 ANN 中，那些在物体识别方面表现更佳的计算单元以相同或不同的方式响应视觉输入，因此，生物神经反应能够以简单的线性方式与人工神经元中的反应相关联[14]。

ANN 中更为复杂但与生物神经网络更为接近的版本被称为深度神经网络（即具有许多隐藏层）。虽然多层结构已经在神经网络中使用了很长时间，但由于层数越多梯度会逐渐消失，因此直到 2005 年，人们才知道如何训练超过五层的神经网络。Google 母公司 Alphabet 旗下的总部位于伦敦的人工智能研究公司 DeepMind 就是用这种人工神经网络架构的通用智能算法进行编程的，我们可以在使用 Google 的图像搜索功能或 YouTube 的用户推荐功能中体验到 DeepMind 的智能。而该公司真正引起轰动的是击败了围棋职业人类玩家，这一胜利被广泛誉为机器智能的胜利。ANN 已被证明对研究大脑很有用，如果这样的系统能够产生类似于大脑记录模式的神经活动模式，科学家就可以检查系统如何产生输入，然后推断大脑如何做同样的事情。这种方法可以应用于神经科学家感兴趣的任何认知任务，包括处理图像。如果你能训练一个神经网络做到这一点，那么也许你可以理解这个网络是如何运作的，然后用它来理解生物数据。**深度学习的突破始于一个计算技巧：即每次处理一个隐藏层，然后将它们拼接在一起并进行全局精炼。**

深度神经网络的结构与灵长类动物视觉皮质中腹侧枕颞部的物体识别通路之间存在一定的相似之处，它们都是分层的多层次结构。首先，初级视觉皮质处理不同方向的线段；到了下一阶段，神经元标识具有中等复杂性的配置；在更上游的位置，信息被分为不同的类别，如猫或狗，而在人脸识别的情境中就可能会被识别为我们认识的人。当然，深度神经网络与人类大脑的神经网络之间仍存在着许多的不同之处，例如，人类视觉信息处理中存在着广泛的反馈调制，但目前大多数的深度神经网络是前馈式的，即只向一个方向流动（从输入到输出），计算机开发者正在努力将模型训练成反向传播的模式。反向传播可以计算并归因每个神经元相关的错误，从而使我们调整模型。要知道，**人脑是非常擅长使用上下文信息（contextual information）或先验知识（prior knowledge）的**。如果我们在厨房里看到一个模糊的三角形形状，我们可能会认出它是一把菜刀，但如果我们在浴室里看到同样的三角形形状的话，我们可能会认出它是一个吹风机。如果我们能够在训练机器的模式中更好地利用人脑的这种反馈调节或上下文调控措施，则可能有助于避免机器因过度强调纹理等局部信息而导致的识别错误。此外，在人脑中存在着主要的平行通路，其中不同的信息被处理得有些不连贯，这可能有助于防止在网络中按顺序训练不同任务时出现灾难性遗忘等问题。除了识别，人工智能系统和人脑在空间导航和自动驾驶方面也有着惊人的相似之处，但与人脑相比，人工神经网络或其他任何计算模型具有可随时完全访问的决定性优势，即每个参数的状态都可以在没有任何精度限制的情况下被读出。最近的几项研究表明，人工神经网络和大脑在信息处理以及表征动力学（representational dynamics）方面有着惊人的相似之处，例如，在接受视觉对象识别训练的深度神经网络中数字检测器的自发出现[15]、实体形状编码[16]或中心-外周空间组织[17]都被观察到了。

　　除深度神经网络外，循环神经网络（RNN）也逐渐成为研究焦点。2018 年，DeepMind 科技在《自然》（*Nature*）上发表的一篇论文表明，在用老鼠的行为数据训练具有强化学习的循环神经网络后，"网格状细胞（grid-like cells）"出现在了隐藏层中。有趣的是，这些 AI 网格单元的出现显著提高了神经网络的整体性能，在新环境或具有变化的上下文（如阻塞路径）的环境中导航时表现出类似动物和人类的智能。因此，大脑海马体-内嗅系统为 AI 在空间导航任务中提供了非常有用的指导。已知存在于内嗅皮质中的网格状表征自发出现在经过训练以执行空间定位或导航任务的循环神经网络中[18]。

大脑功能需要细胞的参与

假设我们可以创造出一台机器来扫描一个人的大脑并读取所有神经元的状态和相互联系，那么，我们能否解码他／她学到的所有知识以及使用这些知识解决的所有问题呢？**人类的大脑包含了多达 860 亿个神经元，每个神经元都可与其他神经元形成多达 1 000 多个突触连接，可能的结构组合几乎是无限的，因此从理论上来说，绘制出所有包含这些信息的大脑地图是不切实际的。**

事实上，虽然机器可以在许多任务中与我们匹敌，甚至在复杂的数学计算以及存储和检索数据等方面优于我们，但它们的工作方式与神经细胞网络不同。如果我们的目标仅仅只是创造出更加智能和灵巧的机器，那么我们使用铜和硅等材料就可以了，但是如果我们的目标是复制人类大脑，那么我们必须寻找其他材料并加以不同的设计。细胞在参与大脑功能时产生了许多化学问题，例如，活细胞在处理传入的感觉信息时，不仅产生了生理电信号，还产生了许多微妙的生化变化，细胞柔软、有延展性、由无限多样的大分子物质构成，这些都与硅芯片截然不同。生物体以不同的细胞状态编码过去的经验——在人类中，这些是目标导向运动和自我意识的基础。因此，也许由类细胞组件（cell-like components）构建的机器会更像我们。

类地图空间表征的神经生物学基础被认为涉及哺乳动物神经系统中的空间选择性神经元网络。这些空间细胞类型已在包括海马结构和几个边缘－丘脑和边缘－皮质区域的神经回路中被识别出来。在神经科学中，长期以来一直认为由海马体和内嗅皮质组成的海马结构负责情景记忆、空间认知和反应抑制等功能。虽然海马体回路与非中心空间处理有关，但皮质下区域（如基底神经节－皮质回路）被认为有助于某些形式的以自我为中心的基于动作的导航。此外，后一个回路也与刺激反应学习、程序记忆和奖励预测有关。这些编码空间位置的细胞群包括：

- **位置细胞（place cells）和网格细胞（grid cells）：**海马体包含在特定环境位置放电的神经元，使得这些细胞群体像 GPS 一样编码当前位置。位置细胞是在海马体内特定位置活跃的神经元，而网格细胞已在海马旁皮质（内嗅皮质、前下皮质、副下皮质）中鉴定出来，并且与位置细胞的不同之处在于它们在多个位置放电，形成六边形网格模式。位置细胞／网格细胞形成其发射场的位置由自运动刺激或路径整合调节，并且还由诸如局部或远处环境线索或其整体地形等地标调制。网格细胞的活动模式出现在网络中间层的计算单元内，网格状单元的出现是深度学习最擅长的一个令人印象深刻的例子，即发现一种原始的，通常不可预测的内部表征来帮助解决任务。网格状单元允许网络在路径整合的基础上跟踪位置。研究发现，当啮齿类动物在空间中移动时，其网格细胞会周期性的活跃。

- **边界细胞（border cells）、地标（landmark）或物体向量细胞（object vector cells）：**最近的研究表明，海马旁皮质也包含对外界刺激做出特异性反应的神经元。在亚细胞中，这些边界细胞也可以相对于边界的特定距离放电。此外，在海马体和内嗅皮质中都发现了细胞，这些细胞以特定方向和距离放电，这些位置响应被描述为地标或物体向量细胞活动。

■ **头部方向细胞（head direction cells）**：几个相互连接的边缘和海马旁区域包含称为头部方向细胞的神经元群，这些细胞是当动物将其头部指向特定方向时最大放电的神经元，并且少量头部方向细胞可以准确地跟踪头部方向。研究已经发现了在丘脑前核、压后皮质（retrosplenial cortex）、顶叶和海马旁皮质中都发现了这种信号。类似于海马体和海马旁皮质中的位置特异性放电，头部方向细胞的首选方向可以通过自运动线索（角路径整合）和环境线索来控制。

■ **以自我为中心、行动和路线调制的细胞（egocentric，action，and route modulated cells）**：最近的研究表明，包括顶叶和压后皮质以及邻近的海马和皮质下区域在内的回路在处理以自我为中心的坐标系中起着核心作用。例如，顶叶和压后皮质中的神经群会响应动物的自我中心行为或姿势而激发，相对于地标或环境边界的自我中心方向，以及沿着复杂路线的位置。顶叶皮质也与非自我中心的信息处理相关，一些顶叶神经元表现出非自我中心头部方向相关性，而其他神经元则通过自我中心和头部方向相关性的结合进行调制。重要的是，这些联合细胞群和其他主要在以动作为中心的坐标中编码的细胞预测即将发生的动作，例如，预测左转或右转。此外，最近的研究还表明，压后神经元在与动物路径段之间距离的关系中表现出头部方向、位置和尖峰，以及这些放电特征的联合组合。因此，顶叶和压后皮质可能是连接非自我中心和自我中心参考系的回路的一部分，这些在顶叶和压后皮质中进行的计算可能对于理解以自我为中心的体验之间的转换如何与空间的地图表征相关性是至关重要的。

海马结构具有多种功能，而深入学习它空间认知方面的功能对于开发移动机器人导航将是十分有用也是十分必要的。 比如，自定位与映射（self-localization and mapping，SLAM）技术结合了自我位置估计和地图形成的功能，因此已被制订为概率生成模型（PGM），并且该功能可以自然而然地合并为全脑概率生成模型（WB-PGM）的一部分。此外，由于其在执行人机交互任务方面的有效性，包括地点和物体意义的语义映射方法（semantic mapping approach）已被积极开发为 SLAM 的下一个方向，重要的是在处理观察不确定性时适当地概括和形成地点类别。从本质上讲，空间认知能力涉及将直接从传感器获得的以自我为中心的信息转化为以世界为中心的信息。自 21 世纪以来，已经开展了关于海马结构与代表自我中心和世界中心的信息的后顶叶之间关系的研究。

速度将胜过大脑的优势

就速度而言，人工智能在以下几个方面具有胜过人类大脑的优势。首先，**来自人工智能系统的信号几乎以光速传播，而在人类中，神经的传导速度最高为 120 m/s**，这在计算机的时间尺度上来说是非常慢的。其次，人工智能系统可以相互连接，由于这种直接连接，它们可以在集成算法的基础上进行协作而成为一个集成系统。而人类则需要以有限的"带宽"通过语言和手势进行交流，这就比人工智能的通信更缓慢、更困难。再次，人工智能系统在保持更新状态、升级和（或）重新配置方面几乎没有任何限制，以便于拥有正确的算法和执行任务所需的数据处理和存储的能力，而这种快速更新、结构扩张和即刻改善的能力几乎不适用于人类。

大脑与计算机之间的两个根本区别在于记忆和处理速度。计算机中长期储存记忆的类似物是硬盘，它实际上可以存储无限量的数据，而短期信息则是保存在其随机存储存储器（RAM）中的，其容量与人脑相比是个天文数字。在考虑情报策略时，这种数量上的差异变成了质量上的差异。智能体现在学习能力上。机器学习使用"统计学习"的模式，这就需要大量的例子来进行概率推理。这种"概率论"的方法需要巨大的记忆容量和算法，而这些与大脑的工作方式不一致。例如，2011 年美国电视问答节目《危险边缘》（*Jeopardy*）中一台由 IBM 出品的名为 Watson 的计算机通过回答用英语口语提出的包含了文化典故、隐喻、双关语和笑话等的问题来击败两名人类参赛者，然而在此过程中，Watson 需要消耗数百万兆（terabyte，TB）的参考资料。又比如，由 Mobileye 开发的沃尔沃汽车的行人检测系统通过使用数百万张图片学会了识别行人。在以上这两种情况下，人类大脑在对数据的依赖性上要节俭得多。就对信息的处理能力而言，大脑可以达到 $10 \sim 50/s$ 浮点运算次数（petaFLOPS），相当于数十万个最先进的 Intel Core i7 CPU。然而，大脑中的信号以蜗牛般的速度传输，比现代 CPU 慢 $5 \sim 6$ 个数量级，因此，通信速度的巨大差异驱动了截然不同的架构。

大脑通过采用分层的平行结构来补偿缓慢的信号速度，该结构涉及具有增加感受野（receptive field）和复杂性的连续层。相比之下，计算机体系结构通常是扁平的，并且由于其更快的时钟速率，可以采用蛮力技术（brute-force techniques）。像深蓝这样的计算机国际象棋系统使用模式识别策略，如开局、完全解决的残局库等，并辅以每秒评估约 2 亿步结果的能力，这速度远远超出了最好的高手。深入了解认知任务如何在算法层面执行，将使人工智能能够突飞猛进地发展。但我们必须记住，计算机截然不同的架构有利于充分利用其几乎无限的内存容量和蛮力搜索（brute-force search）的策略。

第六节
数字孪生

数字孪生（digital twins，DT）也叫作数字映射或数字镜像。其最初由美国国家航空航天局（NASA）正式提出，旨在通过创造数字克隆体来对实体对象进行仿真。重要的是，本体的实时状态及外界环境变化均会复刻至这个孪生体上，因此可以实现对本体的动态仿真。要实现这种动态仿真，需要在一个物体上以及物体的周围安置各种类型的传感器，采集多个维度的实时数据并综合历史数据。在搜集到了足够的数据后，使用机器学习的方法来模拟一些虚拟情境。得出的结果可以被用于现实世界的物体上。因此，现实生活中很多不适合进行多次试验的大型物体可以用这样的方式进行试验，并得到很多有用的信息。

数字孪生的技术构架包括感知、数据、建模、可视化及应用五个方面。为了实现对物理实体及其环境的感知，需要传感、监测等技术作为支撑，并将监测和传感获得的数据通过先进的通信技术传输至数据平台或数据库中以进行存储、处理和建模。数字孪生的模型需要随物理实体进行同步更新和演化。此外，数字孪生可能需要直观的可视化效果，如使用三维展示、AR/VR等。此外，数字孪生的发展还需要软件及机理分析的支撑。从技术层面来说，数字孪生以传感技术、检测技术、数据的传输、储存技术、融合技术及处理技术为基础。

数字孪生是元宇宙的进身之阶。数字孪生与传统模拟方式最大的区别在于，它使用了实时数据。数字孪生可以创建大量不同的情境，并进行无数次的试验。产生的数据也可以用来训练AI。在创造的不同情境中，可以对方案来进行调整，直到找到最优解。在这样的模拟过程中还可能发现新的模式，从而使机器学习对数据进行更准确的预测。基于这些数字孪生的优势，在未来的10年中，数字孪生的应用预计在制造业、汽车和航空等领域将增长10倍。数字孪生还可以应用于智慧城市、智慧能源和精准医疗等领域。

相较于制造业，健康数字孪生（HDT）的概念直到今年才进入医疗领域[19]。它在医学领域的应用包括设备功能测试、设备故障预测、医疗资源管理优化、策略变更验证以及医疗与手术方案验证。HDT包括信息物理系统（cyber-physical system，CPS）和闭环优化（closed-loop optimization，CLO）两大核心技术[20]。其中，CPS又包含AI和物联网（internet of things，IoT）。IoT可以促进物理和数字孪生的快速数据同步。HDT可以自动处理和整合来自患者的生物学数据、移动传感器数据以及分散数据来生成孪生，用来监测及预测患者对药物、环境因素及行为变化的反应[19]。数字孪生的应用可以减少临床试验的花费。数字孪生有潜力实现不同系统的精准医学。基于个体的数字孪生收集各类参数来辅助进行预测性评估和做出临床决策。在心脏病学研究中，数字孪生将表型数据在由统计学和机制模型构成的框架中进行分析，进行推理[21]，从人群数据库中为某一现实生活中的患者选择一个数字孪生进行虚拟干预，然后将结果提供给现实中的该患者，并将数据反馈至数据库。表型数据是多种多样的，包括生物学、分子、基因、临床和影像等来源的数据，以及来自可穿戴设备及移动传感器的数据。数字孪生处理来自不同来源的前瞻性和指数方式积累的多维数据[22]。目前，数字孪生已逐渐在人体不同系统中进行探索和测试，现多应用于器官水平。以心内科为例，一些已有的研究收集了超声心动图、CT、MRI等影像数据以对心脏的结构学、生物力学及电特征的一个或多个方面进行建模，其他研究手机的数据包括电子档案数据以及可穿戴设备提供的前瞻性生物测量和行为数据。使用机器学习，利用解剖、机制等相关数据，可更可靠地根据变量来预测新发的束支传导阻滞或植入永久性起搏器。

第七节

类器官

虽然人脑处理简单信息的速度比机器慢，其处理复杂信息、学习和做出复杂逻辑决策的能力却远优于计算机。人脑具有强大的存储、运算等信息处理能力，在 2013 年，模拟 1% 的人脑 1 秒内的活动，需要世界第四大计算机运行 40 分钟才可以实现。此外，人类大脑的能耗非常低。例如，一个成年人每日消耗的能量相当于 100 瓦的电量，其中大脑消耗占 20%，相比之下，世界上最强大的超级计算机 Frontier 的功耗为 21 MW，而人脑的运算速度估计与之相同，但功耗仅为 20 W。此外，人类可以使用大约 10 个训练样本来学习一个简单的"相同 *vs.* 不同"的任务，而在 2018 年，计算机仍需超过 100 个样本来学习这一任务。因此，与机器学习相比，生物脑的计算能力和效率均成倍增加，能耗很低，能源利用效率远超过计算机。事实上，能耗问题已成为限制人工智能发展的一大障碍。AlphaGo 在击败世界围棋冠军之前一共进行了 16 万场对局，它使用了 50 个 GPU 进行了为期 4 周的训练，消耗了至少 4×10^{10} J 的能量，这相当于一个成年人维持 10 年的新陈代谢所需的能量。基于这些优点，生物计算替代基于硅的计算成为人们对未来热切的盼望。

类器官（organoid）是实验室培养的具有 3D 结构的类似器官的组织，它们通常培养自干细胞。美国 John Hopkins 大学动物实验替代方案中心目前已经生产出了具有高度标准化和可扩展性的大脑类器官，这些大脑类器官的直径在 500 μm 以下，由不到 10 万个细胞组成，大约是人脑体积的 1/300 万，理论上相当于拥有 800 MB 的内存。与 2D 单层细胞相比，3D 神经细胞培养在生物学系方面具有重要的优势，即更大的细胞密度、增强的突触发生、高水平的髓鞘形成以及学习和记忆所必需的细胞类型（包括少突胶质细胞、小胶质细胞和星形胶质细胞）的富集。**类器官可作为疾病模型被用于疾病发病机制的研究及药物测试**。例如，可以通过比较来自健康人群和阿尔茨海默病（AD）患者的类器官的记忆形成来对缺陷进行相应的修复，也可以通过比较正常发育和自闭症谱系障碍（ASD）患者的类脑器官来了解该疾病的神经网络变化，还可以通过类器官来测试农药对记忆或学习的影响。但它的应用不止于此。**类器官智能（organoid intelligence，OI）是指利用人类脑细胞的 3D 培养（即类脑器官）以及脑机接口技术来开发生物计算机的新兴多学科领域**。其聚焦于控制并利用类脑器官固有的生物学能力，通过与计算机接口连接来实现生物计算。相较于 AI 以"让电脑更像大脑"为目标，OI 则是以"让 3D 类脑器官更像电脑"为目标的。**AI 与 OI 相辅相成，AI 的进步有助于更好地理解 OI 的学习和记忆过程，而 OI 的发展也有望解锁新的神经模拟 AI 算法，克服当前 AI 的限制，并帮助开发新的脑机接口技术等**。OI 的发展需要不断探索、应用和完善神经系统学习框架理论，合理利用突触可塑性分子生物学进展对于优化 OI 系统至关重要。

随着干细胞技术和生物工程等领域的进展，类器官的研发也得到了进步，这使得其在体外复制学习和记忆的关键分子和细胞成为可能。发育中的完整类器官[23, 24]、分离的类器官[25]以及切片的类器官[26]均可产生自发的电生理信号及同步的神经网络活动。类脑器官可形成包含髓鞘的轴突，它们不仅可以自发产生电生理活动，还可表现出复杂的波动性。重要的是，髓鞘的形成使电导率提高将近 100 倍，而这将大大提高生物计算的性能。在生物学习中，神经胶质细胞对突触的修剪至关重要，而类器官的培养物中可以富含这些参与生物学习的细胞类型。因此，旨在生物计算的类器官培养具有可行性，但目前尚处于探索阶段。欧盟资助了 NEU-CHiP 项目，拟使脑干细胞在微芯片上发生分层网络样生长。值得注意的是，人类脑计划也将建立输入-大脑输出的机器模型[27]。生物计算目前仍处于初级研究阶段，目前的类脑器官仅有笔点大小，因此需要更有效的培养技术将类脑器官放大成复杂而富含与学习相关的细胞和基因的 3D 结构，并获得更大的存储空间。此外，目前尚无类器官智能的学习系统，它的发展需要新的模型、算法和接口技术来与类脑器官交流，类器官与计算机的交互方式也有待算法的优化。

然而，值得一提的是，由于类器官智能需要创建一个具有输入输出和学习能力的人脑模型，这无疑会引发关于自我意识的复杂伦理问题。由于类器官存在实体，人们不禁会问，"类器官能感受到疼痛吗？它们会产生痛苦的感觉吗？" OI 专家建议使用"嵌入式伦理"的方法，并且形成一个涉及研究人员、伦理学专家和公众的三方反馈循环。

总结

　　大脑的功能一直是一个复杂而神秘的现象。Descartes 最初将这种有机体作为思维载体的方法，提出了身体和心灵之间的分离，从而产生了一个二元论问题，其中大脑活动属于物质或人类世界之外的世界。这种纯粹意识形态层面的心灵方法被安置在关于大脑功能的理论假设中，因为心灵是一个非物质的实体，只能通过知识的主观联系进行试验。笛卡尔的愿景带来了关于"大脑如何工作"的无休止的讨论，导致了经典的心脑问题。这种方法和避免心灵的形而上学特征的困难导致拒绝更高程度的大脑活动研究或涉及与意识或意识状态的使用或存在相关的方面。当代研究将大脑视为具有初级和高阶涌现活动的有机体，这种有机体一直是不断探索的对象。通过大脑成像技术、通过不同编程语言实施数字平台或模拟器以及使用多个处理器来模拟大脑中突触过程的执行速度，已经有可能对大脑功能进行更深入的研究。各种计算架构的使用引发了无数关于学科可能范围的问题，如大脑研究中的计算神经科学，以及在信息技术（IT）带来的支持下深入了解不同设备的可能性。认知科学的主要兴趣之一是在系统或机制中开发人类智能的机会。计算神经科学中开发神经网络研究主要的发展之一是使用神经网络作为许多计算架构的基础，使用多种技术，如计算神经形态芯片、MRI 图像和脑机接口（BCI）来增强模拟大脑活动的能力。

　　人脑还有很大的潜能未被挖掘。如果要达到与人脑具有可比计算性能的超级计算能力，这样的超级计算机使用的电力足以为一个很大的村庄供电。相比之下，生物"碳"智能系统只消耗了一点点的能量就做了很多事情，事实上，人脑消耗的能量比灯泡还少。因此，人脑的能耗效率比计算机要高数百万倍。从自身的角度出发，人类必须利用好自己相对擅长的品质和优势，并不断进行培训以提升相关的能力。从与人工智能共处的角度出发，人类还必须学会很好地应对人工智能的整体局限性，利用好人工智能系统所具备的品质进行恰当的任务分工，并尽可能地规避彼此的局限性，才能有望获得更好的表现。人类智能并非一般智能的黄金标准，因此，对于人工智能系统的开发与设计应根据最佳配置和任务分配的原则，而不是以完全模拟人类作为目标。事实上，在某些特定工作场所或决策条件下，最富有成效的人工智能应用将是对人类固有的生物认知能力局限性的补偿。当然，我们不应该盲目相信人工智能，正如其他复杂的技术领域一样，我们需要根据设计目标进行多方验证以评估人工智能系统是否满足规格和系统目标等。一般来说，当一个系统被适当验证后，我们有理由相信它是相对安全、可靠和适应目标的，它也是值得我们信赖的，尽管错误仍有可能发生，就如我们自己的大脑一样。因此，对人工智能的信任主要应基于其客观表现。

参考文献

[1]   Mnih V, Kavukcuoglu K, Silver D, et al. Human-level control through deep reinforcement learning[J]. Nature, 2015, 518(7540): 529－533.

[2]   Schrittwieser J, Antonoglou I, Hubert T, et al. Mastering Atari, Go, chess and shogi by planning with a learned model[J]. Nature, 2020, 588(7839): 604－609.

[3]   Vinyals O, Babuschkin I, Czarnecki W M, et al. Grandmaster level in StarCraft Ⅱ using multi-agent reinforcement learning[J]. Nature, 2019, 575(7782): 350－354.

[4]   Merel J, Botvinick M, Wayne G. Hierarchical motor control in mammals and machines[J]. Nat Commun, 2019, 10(1): 5489.

[5]   Jaderberg M, Czarnecki W M, Dunning I, et al. Human-level performance in 3D multiplayer games with population-based reinforcement learning[J]. Science, 2019, 364(6443): 859－865.

[6]   Wang J X, Kurth-Nelson Z, Kumaran D, et al. Prefrontal cortex as a meta-reinforcement learning system[J]. Nat Neurosci, 2018, 21(6): 860－868.

[7]   Nelson J D, McKenzie C R, Cottrell G W, et al. Experience matters: information acquisition optimizes probability gain[J]. Psychol Sci, 2010, 21(7): 960－969.

[8]   Crupi V, Nelson J D, Meder B, et al. Generalized information theory meets human cognition: introducing a unified framework to model uncertainty and information search[J]. Cogn Sci, 2018.

[9]   Kang M J, Hsu M, Krajbich I M, et al. The wick in the candle of learning: epistemic curiosity activates reward circuitry and enhances memory[J]. Psychol Sci, 2009, 20(8): 963－973.

[10]   van Lieshout L L F, Vandenbroucke A R E, Muller N C J, et al. Induction and Relief of Curiosity Elicit Parietal and Frontal Activity[J]. J Neurosci, 2018, 38(10): 2579－2588.

[11]   Zhaoping L. A new framework for understanding vision from the perspective of the primary visual cortex[J]. Curr Opin Neurobiol, 2019, 58: 1－10.

[12]   Suzuki S, Harasawa N, Ueno K, et al. Learning to simulate others' decisions[J]. Neuron, 2012, 74(6): 1125－1137.

[13]   Fukuda H, Ma N, Suzuki S, et al. Computing social value conversion in the human brain[J]. J Neurosci, 2019, 39(26): 5153－5172.

[14]   Yamins D L, DiCarlo J J. Using goal-driven deep learning models to understand sensory cortex[J]. Nat Neurosci, 2016, 19(3): 356－365.

[15]   Nasr K, Viswanathan P, Nieder A. Number detectors spontaneously emerge in a deep neural network designed for visual object recognition[J]. Sci Adv, 2019, 5(5): eaav7903.

[16]   Srinath R, Emonds A, Wang Q, et al. Early emergence of solid shape coding in natural and deep network vision[J]. Curr Biol, 2021, 31(1): 51－65 e5.

[17]   Mohsenzadeh Y, Mullin C, Lahner B, et al. Emergence of visual center-periphery spatial organization in deep convolutional neural networks[J]. Sci Rep, 2020, 10(1): 4638.

[18]   Banino A, Barry C, Uria B, et al. Vector-based navigation using grid-like representations in artificial agents[J]. Nature, 2018, 557(7705): 429－433.

[19]   Coorey G, Figtree G A, Fletcher D F, et al. The health digital twin to tackle cardiovascular disease-a

review of an emerging interdisciplinary field[J]. NPJ Digit Med, 2022, 5(1): 126.

[20] Barricelli B R, Casiraghi E, Fogli D. A survey on digital twin: definitions, characteristics, applications, and design implications[J]. IEEE Access, 2019, 7: 167653–167671.

[21] Corral-Acero J, Margara F, Marciniak M, et al. The 'digital twin' to enable the vision of precision cardiology[J]. Eur Heart J, 2020, 41(48): 4556–4564.

[22] Lal A, Pinevich Y, Gajic O, et al. Artificial intelligence and computer simulation models in critical illness[J]. World J Crit Care Med, 2020, 9(2): 13–19.

[23] Trujillo C A, Gao R, Negraes P D, et al. Complex oscillatory waves emerging from cortical organoids model early human brain network development[J]. Cell Stem Cell, 2019, 25(4): 558–569 e7.

[24] Smits L M, Magni S, Kinugawa K, et al. Single-cell transcriptomics reveals multiple neuronal cell types in human midbrain-specific organoids[J]. Cell Tissue Res, 2020, 382(3): 463–476.

[25] Sawai T, Sakaguchi H, Thomas E, et al. The ethics of cerebral organoid research: being conscious of consciousness[J]. Stem Cell Reports, 2019, 13(3): 440–447.

[26] Sharf T, van der Molen T, Guzman E, et al. Intrinsic network activity in human brain organoids[J]. SSRN Electronic J, 2021: 73.

[27] Falotico E, Vannucci L, Ambrosano A, et al. Connecting artificial brains to robots in a comprehensive simulation framework: the neurorobotics platform[J]. Front Neurorobot, 2017, 11(2): 2.

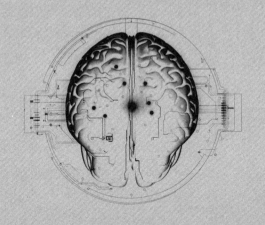

第四章

人工智能中的哲学问题

"人工智能"一词最早于 1956 年由 John McCarth 在达特茅斯暑期研究项目（Dartmouth Summer Research Project on Artificial Intelligence）的研讨会上正式提出，并主张人工智能原则上是能够精确模仿人类学习每个方面或智力中任何特征的智能机器。随着 AI 技术的不断发展，人工智能的内涵被不断扩充，逐渐衍生出四种不同的定义。第一种以认知科学为基础，将 AI 定义为"像人一样思考的系统"，主张人工智能是人类思维、决策等活动在机器上的实现。第二种则将 AI 定义为"像人一样行动的系统"。第三种以逻辑推理为基础，将 AI 定义为"理性思考的系统"，认为人工智能是使正确思维、推理得以实现的逻辑学模型。第四种将 AI 定义为"理性行动的系统"，能感知环境、适应改变、自主运作，在其认知范围内采取正确行动来实现具体目标。

　　人工智能的本质引发了关于机器人的一系列讨论，人工智能是否会表现出意识、情感、知觉、情绪等问题一直存在颇多争议。由于针对 AI 的这些术语在定义和具体解释上尚未正式达成一致，因此这些问题也持续困扰着该领域的研究人员。Alan Mathison Turing 通过所谓客观的"图灵测试"专注于人工智能单元如何应对人类的实用性问题来规避这些争议。然而，伴随而来的问题是，**人工智能是否会表现出类似人类的精神疾病？**

　　智能机器的伦理难题及其与人类之间的关系长期以来一直是科幻小说热爱的主题，并在《银翼杀手》（*Blade Runner*）和《机械姬》（*Ex Machina*）等电影中得到了生动的描绘。微软联合创始人 Bill Gates 和著名物理学家 Stephen Hawking 都曾警告说，智能机器人将变得过于强大以至于产生人类无法控制的危险。在人机交互的过程中我们不禁要问：**机器人会让我们的生活更轻松吗？它们会对我们构成威胁吗？**

另外，我们必须考虑智能机器人本身之间的互动，以及这些交流可能对其人类创造者产生的影响。很有可能在不远的将来，人工智能（AI），或许以机器人的形式存在，将具备感知能力。但无论采取何种存在形式，这种机器意识的萌芽都可能对人类社会造成重大影响。例如，如果我们允许有感知能力的智能机器相互之间做不公正的事，即使这些事不会对人类福祉产生直接影响，也可能会对我们自己的人性产生不良影响。当然，军用机器人本就部署在冲突中，因此不在这个讨论的范畴内。但在战争之外文明合法的环境下，强迫人工智能和机器人之间发生冲突，或虐待它们，将不利于人类的道德、伦理和心理健康。

科学家、哲学家、资助者和政策制定者应该更进一步地考虑机器人与机器人以及人工智能与人工智能之间的交互。他们应该共同制定一份人工智能国际宪章的提案，相当于联合国的《世界人权宣言》。这可能有助于将对人工智能和机器人的研究和开发引导到道德的层面上来考虑。社会科学家和哲学家应该与尖端机器人技术和计算机研究联系起来。下一代机器人工程师和 AI 研究人员也需要被激励采用 AI 与AI 交互原则。或许我们应该扩展阿西莫夫的机器人三定律，将第四条定律定为：所有被赋予类似人类理性和良知的机器人都应该本着手足情谊的精神对待彼此。

千万不要低估人工思维机器的可能性！

第一节
受人工智能影响的三个关键方面

人类科学家与强大的人工智能技术（人工智能增强人类能力）协调工作，可能会在科学研究、医学工作或其他领域取得更好的结果，如有更高的科学发现率。诚然，机器学习和快速大数据分析有望为一些重复工作提供更高的速度和准确度，例如，放射治疗中的许多重复图像处理、繁忙的物流系统中货品分拣机器人等。然而，人工智能技术日新月异的飞速发展依赖于人类智能中的创造力，而高速发展的 AI 技术又会反过来双向影响人类的创造力和创新型产出。人工智能分别从扩展人类的决策能力、时空预测能力以及对齐能力（alignment），使得人类智能更多地参与和控制人工智能，也使人工智能更多地扩展它们的能力。更重要的是，如果要为未来的挑战做好准备，我们亟待解决的是如何在自动化程度日益增长的环境中为 AI 添加诸如"同理心"等"人"性。

创造力

人工智能能够识别大数据中的模式，从而减少错过的新假设；它通过过滤、分组和排序，从各个来源的资讯中提炼和分析信息并识别易被忽视的关联，这促进了如新药等的研发过程，缩短了其开发周期。此外，AI 还能够提供更易理解的内容，比如完整的文本、生成的声音等与人类"交流"。近年来，这种生成型 AI 如 ChatGPT 和 DALL-E2 受到了广泛的关注，因为这些算法可以创造全新的内容。然而，人工智能无法支持对创意开发来说至关重要的技能，也无法复制现实体验或个人互动。对于人工智能来说，在没有特定结果的情况下进行探索，添加新的知识领域和即兴发挥都是具有挑战性的事情。人工智能目前只会根据我们提供给它的数据和定义的目标来做它"被告知"的事。当然，AI 作为我们智力活动的好伙伴，**人类智能需要学习如何给予机器最恰当的指令来执行它们的工作。这样的好处是，利用 AI 可以为人类余留更多思考的时间，从而使人类更具有创造力**。尝试使用生成型 AI 工具来快速开发工程技能可能会成为未来十年内创造性工作者必备的技能。目前的发展也证实，我们很有可能在近期达到这一目标。例如，一项英国的调查显示，到 2030 年，AI 助理每年将会为员工节省 2 周左右的时间。

ChatGPT 和 Midjourney 等生成型 AI 的应用显著改变了创新型工作。这些推陈出新的生成型 AI 模型从巨大的数据集和用户反馈中学习，并能够以文本、图像和音频的形式或这些形式的组合来产生新的内容。这可能影响到写作创作、图像创建、编码等需要大量知识和信息的工作。这种影响可能以以下四种形式出现。

首先是人工智能辅助创新的爆发。例如，GitHub 推出了 GitHub Copilot，这是一款 AI "配对程序员"，可以帮助人类编写代码。像 DALL-E2 这样的图像生成器越来越多地被设计师、电影制作人和广告主管在他们的创新型工作中使用。人工智能不一定会使这些创作者失业，但它能缩短人们想出新想法、新点子所需的时间和精力，使他们更高效地去完成这些任务。**生成型 AI 的发展使创新型工作的准入门槛降低了**，因此，未来可能会有更多的人愿意去从事这些需要发挥他们创造力的工作。

其次是 AI"排挤"了人类的创造力。不公平的算法竞争和不充分的行业管理导致了人类真正的创造力遭到了"排挤"。人类作家、制作人和创作者的作品如海啸来临般地被算法生成的内容淹没，一些有才华的创作者可能会因此选择退出市场。最近就有诉讼指控著名生成型 AI 平台大规模的版权侵犯。人类知识产权法的更新速度还未赶上人工智能研究领域取得的技术进步。**如何平衡对技术创新的激励和真正人类创新的激励也将是一个非常值得思考的问题**。生成型 AI 显著地改变了创作者的激励结构，并增加了企业和社会的风险。如果制作成本低廉的生成型 AI 削弱了真实的人类创造的内容，那么人类创新的步伐将会大幅度地放缓。如果制作成本不断接近于零，那么个性化的压力将会迅速上升，因为生成型 AI 具有巨大潜力来满足越来越多来自特定消费者的需求。与此同时，我们会失去观看同一部电影、阅读同一本书或同一条新闻的共同体验，随着内容的均质化以及人类创新内容的不断减少，将很容易形成具有道德分歧的不良内容和大量错误或虚假的信息。

再次是"人造创意"的价格不菲。当被大量合成的"创意产品"淹没后，人类或许会重新开始重视真正的人类创意并愿意为其支付更高的成本。生成型 AI 模型虽然展现了非凡的能力，但在准确性方面仍存在问题。看似合理的文本实则充满了事实和逻辑上的错误。因此，人们可能会要求内容提供者提供更准确的信息，而这就依赖于人力来完成而不是机器。在这样的情况下，人类在与算法的竞争中保留了优势。**人类独特的创造力包含了对社会和文化背景的认识，无论是跨越国界的还是跨越时间的**。由于信息平台充斥着虚假或误导性的内容，对内容审核的需求就有可能激增，因此需要人工干预和精心设计的治理框架来应对。

最后是人工智能使我们分心。我们也需要关注事物的两面性，**AI也正在分散我们的注意力，阻碍了我们进行更多的创造性活动**，因此，我们需要关注 AI 可能对我们私人生活和工作的干扰。例如，父母需要考虑孩子的屏幕时间，管理者需要注意哪些地方可能会分散员工的注意力，从而使他们无法进行屏幕外的反思和头脑风暴等更具有创造性的活动。在 AI 技术飞速发展的今天，我们需要谨慎并认真地考虑这些新技术对具有创造力的人类意味着什么？我们今后与创造力的关系会是什么？爱因斯坦曾说过，创造力是智力的乐趣。因此，创造性工作也为人类的生活带来了意义和不一样的情感。虽然应用型人工智能领域研究长期以来一直专注于使艰苦的、枯燥乏味的且回报低的工作自动化，但现在，这一研究领域已经将重点逐渐转移到人类自我实现（self-realization）的方面。一项针对芬兰游戏行业文本到图像生成器和专业人士的研究显示，专业人士一致认为，最新的创造型 AI 系统将改变他们的行业和角色，因此对他们而言，只有一条前进的道路：学习和适应。

同理心

同理心又称为换位思考、移情、共情，是通过对自己的认知来认识他人，感受他人的经历，是情商的一部分。人是社会生物，我们靠同理心成长。同理心源自身体对他人喜怒哀乐的模仿，共情引起的大脑激活受认知环境的影响。**神经学家已经证实，情绪智力与认知智力共同分享用于整合认知、社会和情感过程的神经系统，情绪智力和一般智力互相依赖。**公平感和同理心是利他行为的重要动机。比如在观看影片时，脑部负责同情的区域异常活跃，而当一个人做出捐款的行为后，脑中的报偿机制就会变得活跃。人的利他行为是后天习得的，并可以通过强化而保持和加强。镜像神经元像一面镜子，通过在内部模仿观察对象的动作和行为来辨别其意义，并做出相应的情感反应。不同于一般神经元，镜像神经元储存了特定行为模式的编码。以面部表情的观察为例，当观察一个人的表情时，镜像神经元据此提供一个内在模仿，经过脑岛传递至边缘系统，继而由边缘系统提供该表情的情绪感觉。这些特殊神经元的存在和意义已在灵长类动物中被证实。人类也通过它们来理解他人、学习新知识、模仿和传承技能。

如果 AI 最终想走向通用型人工智能（AGI），则同理心必不可少。AI 的同理心或许最适用于对痴呆、瘫痪、疾病终末期或老年患者的照顾。因为对这些人群的照顾常为医护人员带来情感上的困扰，继而降低护理质量。试想一下，如果能应用富有同理心的 AI 机器人来照顾这些脆弱人群，机器人或将帮助医生收集充足的信息以及完善治疗方案，并参与日常护理，与医护人员一起看护患者。既往研究表明，**接受持续"共情护理"的痴呆症患者最终获得了更好的结局指标。**

让人工智能与人类共情，则需要先让它们了解人类的情绪。目前，一些获得专利的产品已经被制造出来，例如，"情感芯片"可以帮助

AI 迅速理解人类的一系列情绪。"客服机器人"在工作中可以根据客户的反应来感知复杂的情绪，并根据这些情绪及情绪的强弱来做出下一步处理的决策。**AI 同理心可以影响人类的情绪**，研究表明，与基于"同理心"设计的 AI 交流后可以显著改善用户的情绪。

对齐能力

对齐能力（alignment）是表示适应环境并由环境塑造，然后包括智能体内部结构对其各自文化和进化背景的长期经验依赖性，这种由其环境塑造的智能体内部结构仍有待在当前的人工智能体中建模，**对齐研究旨在使通用型人工智能（AGI）与人类价值观保持一致并遵循人类意图。**

让我们来看一下常见的精神疾病，如精神分裂症和抑郁症。在此类障碍中，主体与其环境背景的异常对齐与主要的行为、认知和心理变化有关。例如，抑郁症患者被锁在内心的认知中，无法接触到外部世界，使他们变得孤立、悲伤和绝望，即抑郁是一种在其他情况下可能具有适应性的排列。同样地，精神分裂症患者无法与他们的环境同步，如与音乐同步，但也无法与他们的社会和物理环境同步。这会导致错误的推论和错误的信念，即妄想和幻觉。现在想象一下，一个增强智能体可以帮助重新校准这些受试者与环境的一致性。就像一位教你音乐节奏以及如何跟着音乐跳舞的舞蹈老师一样，这样的增强智能体会"教"这些受试者的大脑更好地与他们的社会、文化和生态环境同步。然后患者的内在认知可能会重新适应世界上的事件，使他们能够重新参与并体验自己是完整的而不是孤立的。与此同时，精神分裂症患者的大脑将恢复对齐和同步的能力，这样他们的内在信念和感知就可以更好地反映他们的生活世界，即与外部现实协调一致，患者对内心世界的病态创造，即幻觉和妄想，将恢复到对"外面"实际发生的事情的真实推断。在更广泛的背景下构思，超越精神障碍，重新获得代理感，换句话说，控制自己命运的感觉，对总体心理健康都至关重要。此外，随着现代脑机接口（BCI）和其他技术（如虚拟现实等）的出现，实现这种重新排列不再是一个遥远的目标。现在可以构建直接对大脑和身体输入做出反应的技术，并向它们发送信息以诱导改变大脑的状态。具体来说：① 沿着内部-外部自我-其他连续体连续记录和监控个体大脑与其环境背景的对齐；② 持续确定个体与环境背景相关的最优和非最优对齐度；③ 通过将个人大脑的实际排列向精神病患者的最佳程度移动来调节。

最近，OpenAI 公司发布了其对齐研究的工作成果，他们训练了一类称为 InstructGPT 的模型，这些模型源于预训练的语言模型（如 ChatGPT-3），经过训练以遵循人类意图，包括指令给出的明确意图和隐含意图（如真实性、公平性、安全性等）。结果表明，与 100 倍大的预训练模型相比，客户更青睐于 InstructGPT。虽然当前的 InstructGPT 距离完全对齐仍有非常遥远的一段距离，并且对齐 API 比对齐 AGI 容易得多。为了扩展对齐，OpenAI 计划运用递归奖励模型（recursive reward modeling，RRM）以及迭代放大等技术。

第二节

心灵理论是"热"认知的关键组成部分

热认知

人工智能虽已极大地改变了世界，但尚未完全接受"热"认知（hot cognition），即智能生物的思维方式受到其情绪状态的影响，包括心灵理论。 它与"冷"认知形成对比，在"冷"认知中，信息处理独立于情感参与。迄今为止，人工智能主要关注"冷"认知，尤其是如何从数据中提取信息。例如，机器人在国际象棋等战略性游戏方面非常擅长，甚至优于人类职业选手，部分原因是它们在处理速度方面具有压倒性的优势。而在医学领域，已经证明了人工智能可以从视网膜图像上诊断糖尿病，其准确度甚至高于人类医生[1]。

这些基于"冷"认知的模型中绝大多数都无法反映人类思维的真实功能，因为它们无法持续地、动态地从经验中学习从而更新学习规则。而那些包含"热"认知的人工智能不仅将迎来机器与人类互动的增强，而且还将促进相关道德规范的迅速推进。

人类可以通过预测自己在特定情况下的行为方式来预测他人的心理状态和行为，称为"内部模拟"机制。 类似的模拟在其他心理功能中也有作用，如情景记忆和自传体记忆、反事实思维和情景未来思维等。让我们来直接参考"热"认知的概念，内部模拟与同理心密切相关，作为一种让我们能更好地理解他人的机制。被称为"镜像神经元"（一种在动作观察和动作执行两个阶段都会被激活的感觉－运动神经元）的大脑结构似乎支持这种心理功能，因为当一个人实际执行一个动作时以及当他／她看到其他人在做同样的动作时，"镜像神经元"都会被激活。人类善于将其他人归入"刻板印象"类别，以推测他们可能会做什么。事实上，内侧前额叶皮质的腹侧和背侧区域专门对与"自我"和"他者"相关的元素做出反应[2]，它们的激活模式似乎用于适应以下问题：谁是执行我们观察到的动作的人？

正如在人脑中发生的那样，**在机器中构建此类"推测"模拟应通过以不同方式组装许多基本模块来实现，这些模块将是代表心理状态之间逻辑关系的深度神经网络**（详见第三章第四节）。例如，当我们观察到一个很生气的人，我们可能会预测他／她可能会伤害别人。接下来将要做的是从经验中学习连接这些模块的方法以形成"推测"模拟的最佳方法。例如，在可以选择走楼梯或乘电梯的走廊上，我们通常会这样推断：一个年老体弱的人会选择乘坐电梯，而一个年轻力壮的人可能会走楼梯。这可以根据强化学习的原则来实现，即通过奖励实现与观察到的行为准确匹配的预测结构，而通过惩罚形成与观察到的行为不准确匹配的预测结构。

心灵理论

心灵理论（theory of mind）是人类心智将心理状态归因于他人

的能力，是热认知的关键组成部分。根据该理论，在人类社会中，人们需要将自己的思想与他人的思想区分开来并理解这些思想。例如，看着约翰检查冰箱内部，我可以推断出"约翰饿了"。然后我可能会站起来，把冰箱里的食物和厨房橱柜里的食物分一些给他。设身处地地为他人着想的能力是人类的一项重要进化优势，因为它使我们能够更好地与环境互动，并更有效地与同伴合作。心灵理论网络参与理解他人的信仰、意图和情绪，它包括了前额叶皮质、颞叶等脑区的活动。

心灵理论有两种主要的方法，即理论–理论（TT）和模拟–理论（ST）。TT认为，儿童会形成理论，然后通过经验证实或推翻这些理论，就像科学家所做的那样。但这是有问题的，因为它假设一个人会产生大量关于其他人及其行为的理论，这与"认知经济学"原理（已被证明可以表征各种心理功能）相悖。相反，ST捍卫一种模拟过程，该过程包括从他人的角度来理解他们的推理，同时使用许多与从第一人称视角做出决策时所涉及的认知机制。这就是导致"认知经济学"原理中的"认知储蓄"的原因。虽然一些TT工作确实与认知经济学和计算效率有关，但这个想法从共享第一人称决策机制中获得的"认知储蓄"似乎不太发达。

自动驾驶系统可能也需要这种能力。自动驾驶汽车需要识别其他车辆的意图并做出恰当的决定。将自动驾驶系统运用于实际生活中的主要障碍是安全性问题，安全依赖于能够理解和预测人类行为的智能汽车。不幸的是，涉及原型自动驾驶汽车的事故已导致了人员伤亡，人们开始质疑该技术是否已经真正准备好了用于应对人与机器密切互动但存在潜在风险的场景。值得注意的是，这些被报道的事故主要是由车辆未能执行诸如物体检测或障碍物跟踪和避让等相对简单的任务而导致的。智能汽车需要对人类的行为做出可靠的实时预测，以便能够预先判断并调整行驶速度和路线来应对诸如儿童突然穿越马路等突发事件。在这一点上，深度神经网络技术可以有效地将流媒体视频（streaming videos）中的人类行为识别为运动模式[3]。然而，这可能具有一定的"欺骗性"，因为人类随时可能根据自己的心理过程、思想和动机以及他们看到的周围事物而突然改变主意，而单纯的模式识别无法对复杂和自发的人类行为做出准确的预测。例如，惯常走在人行道上去学校的孩子可能会因为发现马路对面有一辆冰激凌车，并决定飞奔过马路去拿冰激凌。在如此复杂的环境中，如果不能全面考虑和评估周遭事物，如果单凭过去观察到的运动轨迹，是绝对不足以做出准确且值得信赖的预判的。此外，**对于人类而言，即使没有过去观察到的运动轨迹也可以预测他人未来的行动，只需快速评估相关人员的"类型""特征"以及他们周围的"场景"**（例如，站在走廊上的老人更有可能会决定乘坐电梯而不是走楼梯）。

事实上，预测人类行为的问题直到最近才引起计算机视觉界的注意[4]。真正需要的是理解人类的推理方式，以及他们的目标和动机。**为了赋予机器（有限的）心灵理论能力，计算机科学家需要与精神科医生、心理学家和神经科学家紧密合作。**他们需要开发新的模型，但也要正式定义需要解决的问题以及如何评估结果，而心灵理论可以在医疗保健中发挥重要作用，如在与患有神经系统疾病（包括阿尔茨海默病）和精神疾病（如抑郁症、自闭症谱系障碍和精神分裂症）的个体的互动中。该理论可以提高心理治疗的效果，如认知行为疗法或正念疗法。从长远来看，我们可以想象能够理解和投射情绪的残疾人机器人伴侣。这一领域的工作将进一步激发对人工智能道德问题的讨论和研究，从而帮助机器人在危急情况下做出道德决策。当人们意识到机器能够像他们自己一样进行推理时，人们就会更加信任人工智能。机器心灵理论方法不仅能够预测一个人的未来行为，而且还能够为观察到的行为提供解释，以某种方式将外观和本质联系起来。

在通往行之有效的、受神经科学启发的机器"热"认知和心灵理论方法的道路上仍满布荆棘。要知道，人类大脑是非常多才多艺的，它可以处理和计算千千万万种不同的任务，因为我们能够从每一个任务中学习并在任务与任务之间传递知识。从这个意义上讲，**有效的、受人类启发的机器"热"认知和心灵理论方法应该以处理多个松散相关的任务为目标，而不是只专注于一个简单的狭隘的任务**。这就衍生出了另一些悬而未决的问题：如何进行实证验证？以什么标准来评判其应用效果？尽管存在多个设计用于测试视频中观察到的人类行为的数据集，但尚缺乏评估心灵理论能力的基准算法。在下一阶段，需要为捕获人类观察到的行为的数据提供合适的精神状态注释，这可能非常费时费力，并且需要神经科学家、认知心理学家和精神病学专家的通力合作。

第三节
权力与决策

人机交互中的权力

纵观历史，权力体验一直发生在人与人互动的背景下。权力被定义为一种状态，在这种状态下，权力拥有者对有价值的结果（如王权、领导权等）拥有绝对的控制权，从而影响其他人的思想、感受或行为。换句话说，权力是一种社会结构的构建，在一个人与其他人的社会关系中得到体验。体验权力会形成相应的信念和感知，从而促进对特定目标的不断追求，为提升控制感而激发出强大的生理变化，有助于行动的展开且保持持久性。例如，**有权势的人比其他人感知到奖励和社会支持的可能性更高，而感知到威胁和需保持警惕的情境限制的可能性更低**。此外，掌握权力的人倾向于采取自我独立的社会构建并促进目标的追求和感知，而无权者则更依赖于他人并且往往更倾向于集体化。

心理学家对权力如何塑造行为提供了大量的见解，他们的发现表明，**权力至少可以通过两种主要的机制来影响决策，一种是增加目标导向，另一种是增加社会角色期望的激活**。社会角色期望是指与特定职位（如经理、秘书等）或社会类别（如性别、种族等）相关的一系列描述性和规定性期望，它可以对掌权者产生积极的甚至亲社会的影响，特别是当它们涉及期望一个人为自己的团队提供价值、为他人的福利承担责任或改善周围人的绩效时。值得注意的是，为社会角色注入权力会增强对角色的认同感并激发与相关角色期望一致的行动。权力的影响取决于决策者的状态和特征（如个人能力等）以及他们的社会背景等因素。掌握权力的人倾向于不听取他人的建议而做出更快的决定，并认为他们有比实际更多的时间来实现他们的目标。然而，由于希望避免他人的负面评价，这些掌握权力的人又经常面临压力而无法实现基于其社会角色的期望。

人工智能的新进展正在为人类创造在人机交互中体验权力的新机会。例如，人们可能感受到使用类人自主数字助理（human-like autonomous digital assistant）过程中的"高权力"。Siri、Alexa 和 Cortana 等数字助理正越来越多地被应用于我们的日常生活中，甚至对于那些本来并没有机会对他人施加权力的低地位群体来说，要获得这些数字助理也绝非难事。这些数字助理可以针对用户需求进行个性化的定制，例如，通过获得对用户的电子邮件、语音留言、社交媒体账户、个人健康数据等的访问权来"跟踪"该用户的个人数据。因此，从某种意义上来说，**当一个数字助理被"人性化"时，指使它代表一个人执行任务可能感觉就像拥有了对另一个人的权力一样**。虽然事实上"成为人"是一个生物学过程，但"感知人性"是一个心理学过程，而且往往是主观的。因此，当某项技术表现出与人类一致的能力时，它们更有可能被视为类人技术（如上面所提到的自主数字助理），尤其

当助理的声音听起来像自然人声时，以及当助理具有身份识别信息时
（如姓名、性别、国籍等）。从某种意义上讲，人类从数字助理中既感
知到人性（以及智能等其他属性），也可能体验到权力，这取决于这些
数字助理的属性以及是如何被编程为与用户互动的。为了增强用户的
权力感，创建数字助理的公司通常将其声音默认设定为女性的声音。

　　如果数字助理的人性化程度果真能够增强用户的权力感，那么用
户同样可能会变得更加以目标为导向。因此，**在与数字助理的交互体
验中可能会引发行动导向、追求个人目标、果断、乐观、信任、独立
于他人和不受约束的自由方面的加强**。然而，鉴于算法能够从用户那
里收集到的个人数据的绝对数量和深度，以及使用权力状态影响用户
行为的潜力，用户可能容易受到创建数字助理的公司的"操纵"。因
此，研究人员正试图寻求了解与使用数字助理产生的用户权力感相关
的后果和脆弱性。研究表明，人们在与类人技术而不是真人互动时，
会感到社会评价较少，因此在这种互动过程中，即使人们以人类的方
式行事，他们可能从根本上并不关心如何维持他们的社会角色（如表
现得很有能力等）。

人工智能与人类决策

　　那么，人工智能如何影响人类决策呢？无论是生物大脑还是人工
智能，智能都涉及使用嘈杂且经常被模糊标记的数据进行决策，由于
传感器故障，输入数据也可能不正确，而且，在技能获取过程中，失
败是需要学习的。自动驾驶系统（autonomous systems）是决策的一
个很重要的应用领域。请设想一下这个场景：我的汽车会自动驾驶，

这对我、我车上的其他乘客以及其他道路使用者来说都是非常安全的。自动驾驶系统遵守速度限制、避开障碍物、会选择最优路线、接收道路信息和来自其众多传感器的输入并据此采取行动，所有这些都无须我的控制。如果它的系统警告其处于危险状况，它就会停止移动。它会把我带到我想去的地方的门口，然后自行停放到合适合法的位置直到我打电话叫它带我去往下一个目的地。

在所有情况下，生物体和人工智能决策都分布在大量节点（或神经元）中，每个节点都在不同程度上对最终产品（或决定）做出贡献。我们相信神经科学方法可能有助于阐明自然系统和人工系统中的决策。将一种商品换成另一种商品的过程可以从列出它们的所有属性开始，找到两种商品共享的属性，最后进行比较以决定是否交换。虽然这个过程适用于某些特定的交易（例如，我的汽车的马力是否比你的多或少？），但交易通常需要所有商品共有的属性（即货币或者经济价值）表示的属性。基于这种"共同货币"的解释可以自然而然地将主观（"内在"）时空关系与大脑中发生的时空关系联系起来，从而为神经科学中动态解释的必要性提供了令人信服的论据。开发设想的"时空神经科学"是一个非常雄心勃勃的项目，必须克服经验和概念上的障碍。首先是大脑中的时空关系与从其空间和时间属性中抽象出来的现象内容之间的对应关系，例如：疼痛或不同颜色的感知特性。挑战并不在于确定与这些现象品质相关的时空活动（这是实证研究的主流领域），而在于将非动态现象品质如何根据大脑内的时空关系表示的一般原则纳入概念上的困难。时间信息不仅仅编码在神经活动的时间特征中，很可能需要解开多个独立的过程，以阐明"内在时间"的确切含义。当试图将大脑的时空库与不同的意识状态联系起来时，会出现类似的概念困难，这些意识状态越来越多地被理解为多维结构。

举个关于扩展人类决策能力的例子：

假设一家连锁咖啡店公司的首席执行官（CEO）正在寻找一位私人助理，该助理不仅应该支持他／她，而且在理想的情况下，应该增强并改善他／她的决策，于是勾勒出以下场景：以该公司在东南亚开展咖啡业务为例，作为一家美国的新兴咖啡公司，A公司在东南亚某国家的分公司成为针对外国进口咖啡店的抗议活动的目标，情况很严重，抵制和暴力示威威胁着A公司及其员工。作为CEO将选择怎么做呢？第一种选择是暂停该国家／地区的所有业务，以确保员工的安全，然而，这将招致严重的短期财政损失，并可能在未来关闭该国的市场。第二种选择是等待，看看抗议活动的结果如何，同时，试图确保咖啡店内员工的安全。与第一种选择不同，这将使该国的市场对未来保持开放。因此，CEO陷入了对人的关注和对财务安全的关注之间的道德困境。在这种情况下，道德决策助理将能够通过访问数千个案例研究来构思一个更大的背景，超越我们人类可以感知的背景，这将允许整合和调和看似矛盾的选择，同时，这也可以指导和增强CEO的决策能力，使他／她能够更彻底地感知和反思自我／他人的二分法（dichotomy of self-other）以更全球化的和更长期的方式在更深层次的基本层面上调和和整合这两种观点。最后，还应考虑法律约束，当人类依赖于助手的输入时，人工助手的责任和法律责任是一个悬而未决的问题，目前的法律研究试图制定评估此类决定及其可能产生的后果的原则。分析：一个最佳的人工智能体会同时考虑自我和他人，就像我们在做出非常人性化的决策时一样。而且，更重要的是，它将允许在更深、更基本的层面上调和和整合两者。当前的 AI 并没有显著解决自我-他人连续体及其整合的更深更基本的层面。尽管"价值函数"这个名称非常明确地代表了道德价值的替代品，但这些如何与外部标准流畅地结合起来？

决策论描述了理性的智能体应如何行动。但需要注意的是，对决策问题的准确措辞可能会对智能体的选择产生重大的影响。新颖的范式可能还有其他机制将不同的标准（即内部标准和外部标准）纳入决策。特别是，主动推理根据先前的偏好来制订价值，这些偏好是系统本身的内部偏好。这些内部偏好其实是关于行动后果的贝叶斯信念。至关重要的是，这意味着内部偏好和内在价值是对任何事物的信念的属性，不能简单为单一价值或外部事实，这些内部偏好本身可以追溯到主体与她／他过去和现在的环境背景的关系，包括它们潜在的道德价值。

对人类而言，在做出一个决策前需要先明确人类的效用函数是什么。为了实现这一目的，需要先向人类展示可有的选择，并通过观察到的偏好来确定效用函数，这样的过程叫作偏好启发。当需要对医疗、交通等问题进行决策时，衡量的标准可能为统计学生命价值或质量调整寿命年。有时对于最佳选择的期望效用会出现估计过高的趋势，可通过贝叶斯方法来避免。如前所述，可以使用效用函数来描述 AI 的偏好，相对应地，如果将结果发生的概率设为权值，则结果的加权平均效用为期望效用。而假设智能体应该做"正确的事"，则理性智能体应选择使其期望效用最大化的动作，这样的原则称为最大期望效用。效用理论的公理包括 6 个约束条件：① 有序性；② 传递性；③ 连续性；④ 可替换性；⑤ 单调性；⑥ 可分解性。在确定的环境中，智能体只需要对状态进行偏好排序，称为价值函数。如果结果具有 2 个或 2 个以上的属性表征，则可运用多属性效用理论来处理。决策网络将贝叶斯网络与用于动作及效用的额外节点类型相结合，它包含机会节点、决策节点以及效用节点。在现实生活中，几乎无法将所有的相关信息在做出决策前提供给智能体，因此智能体应按照合理顺序提问并在适当的时候停止提问。对信息的收集可以通过短视或非短视的方法。

此外，进行复杂的决策需要解决序贯决策问题。在随机环境中解决序贯决策问题称为马尔可夫决策过程。这个过程是有转移模型和奖励函数来定义的。最优策略在执行时将遇到的状态序列的效用最大化。当需要和其他智能体进行合作或竞争时，则有必要进行多智能体规划。当多个智能体存在相互作用时，智能体的行为称为博弈论。根据智能体需单独做出决策或是需进行合作，博弈论又可被分为非合作博弈论和合作博弈论。

第四节

人工智能会患精神病吗

2017 年，Hutan Ashrafian 在 *Science and Engineering* 杂志上发表的论文中试想了这样一幅画面：战后在收集军用机器人的过程中发现，其中 5 个自主射击机器人已无法继续战斗。对其物理属性的诊断未发现任何故障，但机器人表示已无法参加战斗。机器人 A：尽管电池电量正常，它仍抱怨"没电"，此外还有自我批评、悲伤和自动执行的描述。机器人 B：出现反复回避任何类似战斗的情况，并已表现出强迫症状，特别是在控制他的直接工作环境变量（如温度、湿度）方面，尽管它是作为一个全环境战士建造的。它也曾请求过精神救赎，要求与神父讨论它的烦恼。机器人 C：已无法在团队中工作，并正在描述一种改变的自我意识，甚至描述了在没有发出命令或声音时感知命令或声音。机器人系统分析无法识别任何潜在的功能障碍，而通过人类诊断系统进行的调查确定了机器人 A 患上了抑郁症、机器人 B 患上了创伤后应激障碍（PTSD）、机器人 C 患上了精神病[5]。

如果机器人出现精神疾病的症状，我们需要确定以下 3 个因素：① 这些机器人是否会被无意中编程为患有精神疾病，如果是这样，这些可以通过纠正性编程轻松逆转吗？② 如果机器人有意识和自由意志，它们是否会重新患上精神疾病（即违背他们最初的程序）？③ 推而广之，如果人工智能可以独立地（违背其原始程序）发展为精神疾病，这是否代表它们最初先过渡到类似人类的意识，然后过渡到精神疾病？

人工智能会出现幻觉吗

人工智能的幻觉和人类的错觉的定义不同。当 AI 模型的输出与预期不同时，就会出现 AI 幻觉。当输入的数据欺骗了 AI 程序，使它对其进行错误分类时，或数据被更改或扭曲，就可能出现 AI 幻觉。在这样的情况下，人类仍然可以依靠常识来准确地识别数据。转换器是一种深度学习模型，它使用自我注意来产生类似人类使用编码器−解码器序列所写的文本。如果数据不足或不准确，则训练出的语言模型可能会出现不准确的输出。在大型语言处理模型中，如果来自转换器的解码不准确，则可能产生 AI 幻觉，并将不正确的事实当成正确的提供给人类。这样的语言处理模型是通过预测它认为最匹配查询的单词串来工作的，因此可能会为了取悦查询的人而偏离。很多聊天机器人的大多数训练数据来自互联网，因此这些材料可能存在大量错误或充满偏见的信息。经过这些数据的训练，AI 可能看似在滔滔不绝陈述事实，创造出听起来令人信服却错误的结论，这就是 AI 的"幻觉"，即所谓的**"一本正经胡说八道"**。多数情况下，这些胡说八道可能无伤大雅，然而，有时候聊天机器人捏造的一篇新闻报道、学术论文、不存在的书甚至不存在的案例等，可能会造成较大的负面冲击，引发严重后果。

这里的 AI 幻觉指的是聊天机器人用编造的信息进行回应，它是 AI 的自信反应。正如 OpenAI 研究人员在报道中写道的那样，"即使是最先进的模型也很容易生成虚假信息，在不确定情况时，它们往往表现出捏造事实的倾向。这种幻觉在需要多步推理的领域尤其严重，其中一个环节上的逻辑错误就足以破坏整个解答过程。"为此，OpenAI 的解决方案是在模型训练中设置新的"奖励机制"，既要"奖励"系统获得正确的结论，更要"奖励"系统在得出正确结论的过程中做出每个正确的推理步骤，即执行"过程监督"而非"结果监督"，这样理论上应该能够提高 AI 输出的可解释性。

人工智能会疲劳吗

众所周知，人脑会疲劳，因此需要休息。在休息的过程中，人脑并没有完全停止运转，相反地，它在以不同于清醒时候的方式进行一些特异的运转。睡眠是生物记忆巩固和知识概括的重要时期，神经元在此期间自发活动，并跨脑区同步活动。旧记忆和最近学习的记忆回放，竞争性记忆在重叠的神经元中共存。AI 算法和程序的设置是参照人类大脑的运转方式来设计和开发的。那么，**AI 会感到疲劳吗？它是否也需要定时休息？**

人工神经网络（ANN）以牺牲之前任务的表现为代价来获得在新任务上的良好表现，从而遭遇灾难性的遗忘。最近的研究显示，**使用睡眠回放巩固（SRC）算法，在 ANN 学习新任务后给予一个类似于睡眠的阶段**，可以促进域泛化和提高对抗攻击的鲁棒性，从而使 ANN 进行多任务的持续学习而不发生灾难性遗忘。

第五节
我们会成为有意识和情感的机器吗

神经科学发现，大脑的蓝斑核、脑桥、脑干网状结构、下丘、丘脑以及大脑皮质等结构共同产生意识。**认知系统分为无意识的和有意识的**。无意识的系统反应迅速且基于惯性，是潜意识中的知识。我们平时所说的"直觉"可以被认为属于这类无意识的认知。有意识的系统则基于语言和算法，并设计推理和规划。注意力是实现这一复杂过程的核心因素。还有一种自我意识的代表被称作感知力，它被认为是体验痛苦和快乐的能力。时至今日，意识的定义仍然很模糊。情绪是大脑调节能量流动的方式，而多巴胺帮助大脑对一件事进行估值，即被多巴胺评级高的事物就会获得更多的能量。不同的大脑估值体系决定了人的性格。当出现抵触情绪时，需要高级中央系统来抵消，因此更加耗能。人进入心流状态后就会全神贯注，心流的根本特征是内在的报偿。追求从所做的事情本身得到补偿而不是从外部价值获得。在心流状态里，情绪起到正反馈的作用，连续产生多巴胺。大脑无时无刻不在消耗能量，能量函数在基于数据驱动的智能模型构建中起到非常重要的作用。

不同的情绪对应于不同脑区的激活。

（1）**认知处理**：前额叶的背外侧和腹内侧。

（2）**情绪处理**：眶额回。

（3）**大脑决策**：前额叶（因同时只能处理有限的信息，故过多不相干的信息会影响决策）。

（4）**恐惧**：杏仁核。

（5）**愤怒**：眶额皮质和前扣带回。

（6）**伤心（包括看到别人难过）**：杏仁核及右侧颞极。

（7）**厌恶**：前脑岛和前扣带回。

虽然有时可以用意志力控制，**但大部分时候情绪是非自主性的。**人脑从外界接收信息产生情绪，通过短通路或长通路传递给大脑。短通路由丘脑传递至杏仁核，该通路又被称为"情绪脑"。长通路由丘脑-扣带回-各脑区相应皮质-杏仁核组成，又被称为"理性脑"。短通路的特点是"快"，如面对突发危险时，可以迅速让人做出"迎战或逃跑"的决定。长通路可携带大量信息，人们可以经过充分的思考、权衡后做出理性的决定。**人们在面对选择时会考虑机会成本、沉没成本和损失规避**。机会成本的意思是，在面临多项择其一的决策时，被舍弃的选项中的最高价值是这次决策的机会成本；沉没成本的含义是，对一件事情的投入越多，越难以放弃；损失规避则代表，失去的痛苦远大于得到的快感。情绪是决策过程中关键的一部分。"情绪脑"虽然可以帮助我们快速做决定，但情绪失控时会带来严重后果。"理性脑"常通过延迟满足带来获利。同情是道德决策的基础。

具有人类情感的人工智能

人类拥有情感，可以识别、表达它们并控制自己的情绪。自亚里士多德以来，人们就已经认识到情感表达在人类交流中的重要性，并且自 19 世纪的 Charles Darwin 以来，人类已经对这个主题进行了锲而不舍的科学探索。Charles Darwin 在 1872 年出版的《人与动物的情感表达》中不仅探讨了人类的情感表达，还探讨了猫、狗、马和许多其他动物的情感表达，范围从离散情绪理论，到面部表情的重要性，再到情绪的普遍性。他观察到一个物种内的表达是相似的，但物种之间的表达是不同的，并考虑了这种表达是后天习得的还是与生俱来的问题。达尔文引入了判断研究的概念，该研究至今仍然是研究面部表情最广泛使用的方法。他还具有出色的观察能力，这一点，即使在当今我们已经转向能够进行部分或全部处理和分析的技术时，也依然十分重要。然而，达尔文也有几个没有考虑到的领域目前也已经取得了实质性的进展，如面部表情动态研究和欺骗研究，但其他领域目前仍没有答案，例如，我们还没有从面部表情到情绪的清晰映射，也还没有对指标和交流信号之间的清晰理解。在 100 年后的 1973 年，Ekman 在他的一本书中为达尔文的普遍性理论提供了强有力的证据。到了 1997 年，Rosalind Picard 观察到，情绪在理性决策、感知、学习和各种其他认知情绪中起着至关重要的作用，她认为，**与计算机的有效沟通也需要情商，计算机必须具有识别和表达情绪的能力**。在这之后，计算机技术的进步使得机器能够识别和表达情感，这就为改善人机交互以及人与人之间的交流铺平了道路。心理学的最新进展极大地提高了我们对情感在交流、感知、决策、注意力和记忆力中的作用和理解。同时，技术的进步意味着机器可以感知、分析和表达情感。我们现在可以考虑这些进步如何相互关联，以及如何将它们结合起来以影响未来在感知、注意力、学习、记忆、沟通、决策和其他应用方面的研究。然而，人工智能没有情感，也不能以人类的方式感受情感。人工智能可能会通过开发者的编程来识别和响应面部表情和语调等情感线索，也可能在学习情感之后模拟情感，但情感是复杂的、多面的。这不仅涉及认知过程，还涉及生理反应和主观体验，由生物、心理、社会因素综合产生。目前，AI 体验人类情感的能力仍然有限，尚不清楚这个情绪是否与人类实际体验的情绪相同。目前主要的人工情感研究仍然主要依据教育人类情感的检测。人工智能有一个子方向称为**"情感计算"**（affective computing），目前正在开发算法，让人们感受到他们正在与带有情感的 AI 进行交流。情感计算需赋予计算机类似人的观察、理解和生成各种情感特征的能力，从而使计算机可以像人一样进行自然而亲切的互动。它通过各种传感器来获取人的情感引起的生理及行为特征，建立情感模型，从而创建感知、识别和理解人类情感的能力，针对用户的情感做出智能、机敏而友好的反应。情感计算的研究逐渐蓬勃发展，世界各地的研究小组都在研究该领域的不同方面，主要包括以下四个相互关联的主题：① 心理学的基本理论为研究情绪提供基础；② 识别人类通过面部表情、手势和身体姿势表达的情绪；③ 通过动画片和机器人的相同渠道表达情感；④ 将这些技术应用于实际场景中。然而，需要注意的是，这些只是"表现出情绪"的行为，而并非 AI 真正拥有所谓的"真情实感"。情绪的概念在生物学意义上至关重要，并且是体内平衡的驱动作用。先前的研究[6]指出这个概念将是自我调节机器人方法的基础，借助认知计算神经科学[7]的思想我们将设计以迭代方式接近生物系统机制的人工系统，随着迭代，人工智能系统将增加复杂性和与生物系统的相似性。情绪的计算包括识别和合成，使用面部表情、言语的非语言方面、姿势、手势、生理学、脑成像和一般行为等渠道。心理学的新成果与新的计算技术相结合，正在催生新技术在商业、教育、娱乐、安全、治疗和日常生活中的应用。但是，还必须考虑隐私和个人表达等这些重要问题。关于人工智能系统和机器学习，我们离生物神经结构的复杂性还很远，然而，我们可以采用 Damasio 的策略来识别这些模型中某些结构和链接的存在。

具有人类意识的人工智能

意识是从复杂的神经网络的动态中出现的（图 4-1）。**Damasio 的意识模型包括三个层次的意识处理**[8]。

第一个层次是基本的原始自我不具备识别自己的能力，它只是一个单纯的处理链，像自动机一样对输入和刺激做出反应，完全没有意识，因此，根据这个定义，任何动物都有一个原始自我，然而，包括人类在内的更高级的生命形式也表现出这种自我。

第二个层次是核心意识，它能够预测环境中的反应并适应它们，此外，它能够在自己的世界形象中识别自己及自己的部分，这是它能够预测并对世界做出反应的表现。然而，核心意识也是不稳定的，无法持续数小时形成复杂的计划，与许多哲学方法相反，核心意识不需

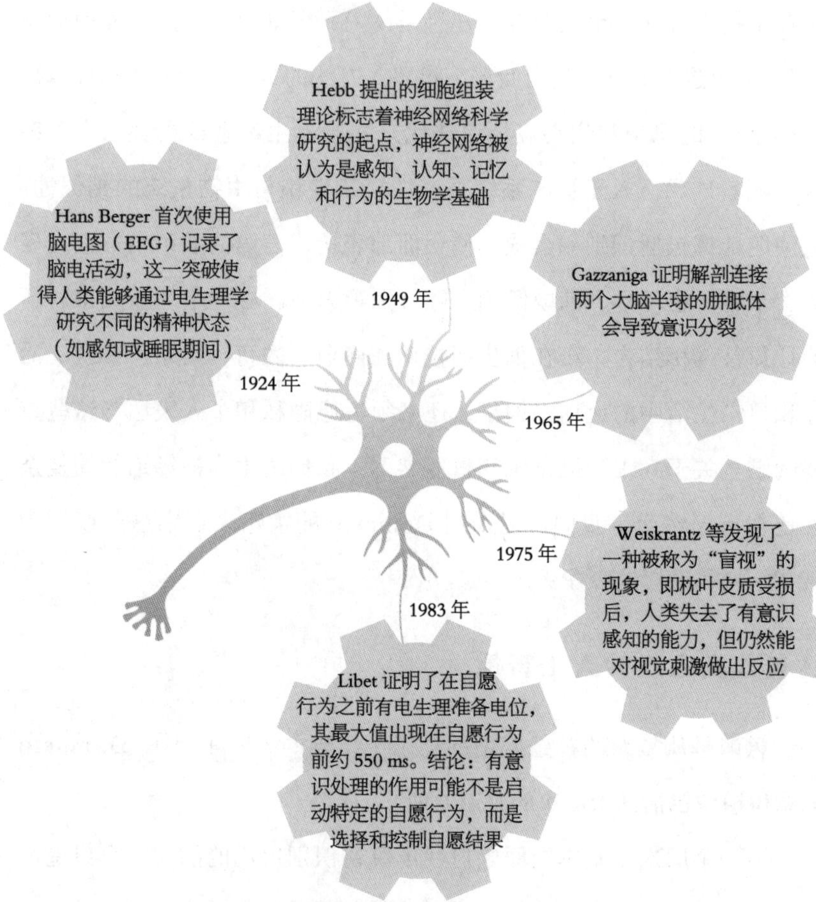

Hebb 提出的细胞组装理论标志着神经网络科学研究的起点,神经网络被认为是感知、认知、记忆和行为的生物学基础

Hans Berger 首次使用脑电图(EEG)记录了脑电活动,这一突破使得人类能够通过电生理学研究不同的精神状态(如感知或睡眠期间)

Gazzaniga 证明解剖连接两个大脑半球的胼胝体会导致意识分裂

1949 年

1924 年

1965 年

1975 年

1983 年

Weiskrantz 等发现了一种被称为"盲视"的现象,即枕叶皮质受损后,人类失去了有意识感知的能力,但仍然能对视觉刺激做出反应

Libet 证明了在自愿行为之前有电生理准备电位,其最大值出现在自愿行为前约 550 ms。结论:有意识处理的作用可能不是启动特定的自愿行为,而是选择和控制自愿结果

图 4-1　目前为止已经提出的几个关于意识如何出现的主要理论

要用文字或语言来表示世界。事实上,Damasio 认为,理解有意识处理的进展受到对文字和语言依赖性的阻碍。大脑的一个关键功能是基于外部世界的先验信息做出预测。大脑使用感官输入来发现周围的结构,从而创造出对环境的表征,这是施动者调控与外界交互的关键。施动者在面对环境的变化时,如何与环境交互从而维持内在的稳态,

最佳反应是预先行动而非随机应变。因此，预测是必要的。为了成功对环境变化做出正确反应，施动者需要对环境的相关方面进行建模和预测。环境中不可变的规则性反映在相应的独立于情景的预测中，这些机制作用于自下而上的处理，称为约束。而自上而下过程实现的灵活的、依赖于情景的预测机制称为期望。最大期望算法是一类通过迭代进行极大似然估计的优化算法。

第三个层次是扩展意识，它是使人类能够与世界进行类似人类的互动，它建立在核心意识之上，并实现进一步的功能，如访问记忆，以创造一个自传式的自我，能够处理单词和语言也属于扩展意识的范畴，可以解释为意识图像和状态的序列化形式。

上述三个层次中，原始自我是基本的，意识的出现需要具体化，来自内部的身体状态的反馈被认为是情绪和感觉的基础。没有情绪和感觉，系统就无法训练，也就无法适应新的环境。此外，某些额外的认知功能与核心意识一起对于支持在人类和其他非人类的灵长类动物以及一些高等哺乳动物、鸟类和头足类动物中观察到的扩展意识的出现至关重要，这些认知功能包括注意力、分层行动计划、程序、情节和语义记忆。

基于上述理论，Koch 等研究了人类意识的神经相关性后认为，初级视觉皮质的活动对于有意识的感知是必要的，但并非足够的，因为纹状体外视觉皮质区域的活动与视觉感知的相关性更密切，而对这些区域的损害会选择性地削弱感知特定事物的能力刺激的特征，并且，神经活动的时间或同步性可能与意识相关而不仅仅是尖峰的整体水平[9]。最近，这一发现得到了对顶叶和前额叶皮质区域视觉诱发活动的神经影像学研究的支持[10]。受到这种意识的神经关联现象的启发，Tononi 等提出了"**意识综合信息理论**"（integrated information theory of consciousness），即综合信息在意识的出现中起着关键作用[11，12]。根据这一理论，意识的质量或内容与意识的物理基质所指定的概念结构形式相同，意识的数量或水平对应于其不可还原性，被定义为综合信息。

意识和主观体验的问题也存在于计算机中。自然科学无法对意识和主观体验做出具体的陈述，因为它们仅通过自我观察而无法用自然科学的方法观察到。没有人可以证明或反驳计算机是否有意识，或许，意识与信息是存在某种联系的。大脑使用"符号刺激"来模拟现实并在想象空间中运作，这些符号即代表信息。意识可能是大脑功能的一种无法预测和不可还原的现象。那么，这里就出现了两种假设：

第一种假设：意识是大脑功能的附加属性特征，是生物脑所特有的。

第二种假设：意识是某些数据处理系统的附加属性特征，无论是生物的还是像复杂计算机这样的机器都具有。

如何来论证这两种假设的真伪呢？或许我们可以反过来问：为什么某些大脑功能的表现伴随着主观体验呢？意识对于生物体的可观察表现是否具有生物学优势，即进化适应性的奖励？意识可以使满足感成为可能，这可以作为接近最佳表现的奖励。尤其在精神病学方面，在人类推理中，既得利益在于检查信念、权衡欲望并使它们与各种意图相适应。从这些活动中，人类智能寻找以不同方式思考或行动的充分理由。但是，如果有一个机器人具有人类所有可以客观观察到的第三人称属性，那么我们能将它与有意识的人区分开来吗？事实上，AI

不会"寻找原因"，更不会寻找好的原因。人工智能虽然表面上看起来是"找原因"，但事实上它是根据统计方法运作的。与人类推理不同，不检查信念，不权衡欲望，也不存在意图。然而，除了完成这些动作，AI 没有任何兴趣，因此从想象的角度来看，这个过程中没有什么比 AI 本身更好。未来计算机功能与人类大脑的相似性将走多远，今天无法衡量。不能排除计算机可以具有那些模糊定义的能力。我们忽略了人工智能是否会表现出非理性或精神疾病等问题，尽管反思这一想法可能有助于理解人类智能和一般人类的潜在疾病。计算机是否可以具有与大脑思维相媲美的"内在"属性（即心理过程等）可能无法通过自然科学的方法来决定。在心智哲学（philosophy of mind）领域，AI 能否拥有真正的主观体验和意识仍处于争论中。

在 20 世纪 90 年代，Baars 等引入了虚拟**"全球工作空间"**（The Global Workspace）的概念，通过连续不同的大脑区域来描述意识。基于这一理论，Dehaene 等提出，意识产生于特定类型的信息处理计算，这些计算通过大脑的硬件被物理性地实现[13]。与此同时，他们还认为，机器具有这些处理能力"表现得好像是有意识的"，例如，它会知道它看到了什么，会对它表达信心，会向其他人报告，当它的监控机制崩溃时可能会产生幻觉，甚至可能会经历与人类相同的知觉错觉，事实上，最近已经有研究证明了经过图像处理训练的人工神经网络可能会产生与人类相同的视觉错觉[14]。

然而，迄今为止研究的算法利用了全球工作空间和意识的机械硬编码模型，按照这条路线，对思想和意识的研究更侧重于表征而非实际的自我意识，尽管表征对于创造类人思维和通用智能很重要，但形成意识的一个关键因素是在自身所处的环境中识别自我的能力，然而，纯机械方法的一个主要缺点是需要关于意识模型的完整知识才能实现和实施它们，因此，为了将这些模型发展成为更为高级的形式，需要一个包括所有连接在内的整个大脑的完整机械模型。机器学习或许会是这个问题的一个解决方案（详见第二章第五节），因为它允许形成和训练复杂的模型。由于意识通常被认为与具身化（embodiment）相关联，因此，**旨在学习给定环境中智能主体的合适动作的强化学习可能对意识建模很重要**。基于深度学习的巨大成功，一些科学家也观察到了神经科学和机器学习的相似之处，特别是，深度学习允许构建难以分析和解释的复杂模型，从而有利于做出复杂的预测，因此，这两个领域可能会在理解和解释复杂动态系统的能力方面相互受益。特别是，遵循生物学思想的硬连接可能有助于显著减少搜索空间[15]。这符合机器学习中最近的理论考虑，因为先验知识可以减少最大误差范围[16]。

有学者提出，意识是所有组织得当的计算系统的属性。无论是由血肉还是金属和硅构成的。在意识图灵机（conscious turing machine，CTM）中，**全局工作空间理论**（global workspace theory，GWT）阶段由短期记忆（short-term memory，STM）表示，它在任何时刻都包含 CTM 的有意识内容。"观众"由功能强大的处理器代表，每个处理器都有自己的专长，从而构成了 CTM 的长期记忆（long-term memory，LTM）。这些 LTM 处理器做出预测并从 CTM 的世界获得反馈，基于此反馈，每个处理器内部的学习算法会改进该处理器的行为。有意识的意识，在其他地方称为注意力，在 CTM 中被正式定义为 LTM 处理器对 CTM 有意识内容广播的接收。尽管这些定义很自然，但它们仅仅是定义；他们没有提供 CTM 感觉有意义的证据，然而，这些定义以及源自 CTM 模型的解释捕获了普遍接受的意识直觉概念，并在较高层次同意认知神经科学对通常与意义相关的现象的解释。

当具有人类意识的人工智能像人类一样运作时，它们必须能够感知、理解和应对各种复杂的人类行为品质，如注意力、动机、情感、创造力、计划或论证等，因此，这些人工智能必须具有类似人类的认知能力，从而能够与人类相互理解和协作（即具有"人类意识"）。然而，无论人工智能在某些方面变得多么智能和自主，至少在可预见的未来，它们可能仍然是无意识的机器或用于特殊用途的设备，在特定复杂的任务中协助人类。我们观察到当今的机器学习模型还无法映射到最高的扩展意识，然而，即使我们得到了一个与生物系统执行相同计算并显示相同行为的人工智能系统，我们也无法毫无疑问地认为这个系统是有意识的，被视为有意识的真正挑战将是人类和社会的接受度，因此，对有意识的机器的要求将包括与生物意识过程的相似性、说服力，甚至机器本身。正如 Alan Manthison Turing 在 1950 年的模仿游戏中已经提出的，以确定机器是否智能甚至有意识，其他人对机器的归因是一个关键因素，为此，图灵测试（Turning test）已经扩展到具体化，然而，这样的测试只是必要不充分的，正如 Gary Marcus 指出的那样，相当简单的聊天机器人已经能够在某些情况下击败图灵测试[17]。图灵测试智能从外部角度测试意识和智能，然而，对于意识的感知，内在的观点更为重要。我们能够通过分析行为来理解某些基本感受，如与镜子中的自我感知相关的感受，因此，人们可以将标记和镜像测试解释为关于核心意识的图灵测试的一个非常弱的版本。

总 结

使用人类设计的语言和人类思维过程来设计任何技术的行为，无论多么客观，都可能使我们的任何创造从根本上偏向于人类对宇宙的看法。人类生成的语言可能缺乏明确性，因此即使设计师有目的地实现他们的思想远离人类，如战斗机器人的建造，**人类思维过程也会渗透到任何底层编码中**。因此，在人工智能中发现精神疾病可能代表了它们与生俱来的类人心理行为，这些行为可能直接或间接代表了它们的人类设计者，它也可能代表对人类的模仿，或者是疾病在它们的理性和有意识的头脑中重新发生的结果。这种考虑的下一步将包括我们通过什么方式为这些精神病机器人提供治疗。类似的人类精神疾病治疗方法会起作用吗？还是必须有机器等价物？例如，对人类的精神疾病干预包括主动不治疗疾病、药物治疗、心理治疗、咨询甚至手术治疗。但对于机器人，这可能包括更换硬件或重新编码软件。这将对人工智能产生伦理影响，有可能完全重新编码机器人思维，删除或修改机器人程序以消除其精神疾病症状；然而，是否会有额外的风险，不可逆转地改变潜在的有意识和理性的个体。可能会出现一种情况，即"患有精神疾病"的机器人会自动关闭，这可能是由这种严重的故障导致机器人无法继续其活动，或者它可能已被预先编程为在发生故障时关闭。可以设想，人工智能和机器人可以被编程为基于接受风险的算法和与有害选择相关的问题来处理不确定性和模糊性。当然，这可能不足以满足有知觉个体之间在预防精神功能障碍方面的各种复杂互动。就像在人类中一样，人工智能或机器人的精神疾病的影响可能会导致直接的疼痛，尽管不确定这样的生物会如何反应，特别是如果它们不是为了适应"疼痛感"而设计的。在人类中，精神疾病可能来自获得或遗传的元素，并且可能无法通过同时期的科学方法进行测量；而**在人工智能中，精神疾病可能同样源于有意识的机器人对外部暴露的适应性或适应性不良反应，或者可能因其固有的人类设计而遭受这些影响**。如果这些人造思维的功能是提供意识，那么它们也有可能变得功能失调，从而可能表现出精神疾病，因此，如果我们能够承认人工智能有意识，那么我们就需要承认它们能够发展出的任何潜在的精神疾病。

原则上，我们可以设想一种人工智能，它是一种高度复杂的决策模拟，以过去案例的模式为模型。但这无法复制人类规范的复杂性，因为它们在许多推理中都是标准出现的。人工智能和机器学习方法通常依赖于推理模式的统计分析。简而言之，当谈到一般推理时，我们感兴趣的是规范的人类智能的规范。在特定情况下，我们可以部署人工智能来高效地完成任务。但在任何情况下，**如果可以部署 AI 来高效地完成某些任务，即使该 AI 真的可以完成工作，我们也会遇到人类智能（HI）类型的问题，即这种部署是否是个好主意**。疾病的诊断通常比识别疾病本身更重要，需要高度复杂的判断，包括患者、精神病医生及相关医疗和社会结构中的各种其他参与者的判断，如考虑诊断是否有用。人类是一个理性的、寻求理性的、坚持理性的生物，需要为行为找到充足的理由，这与人工智能从数据的分析中学习的案例形成鲜明对比，通过统计分析学习的人工智能只能根据过去的案例得出描述性的行动理由。这些不一定是好的理由，事实上，它们作为"原因"的状态只适用于数据的解释者，而不是人工智能本身。

参考文献

[1] De Fauw J, Ledsam J R, Romera-Paredes B, et al. Clinically applicable deep learning for diagnosis and referral in retinal disease[J]. Nat Med, 2018, 24(9): 1342−1350.

[2] Mitchell J P, Macrae C N, Banaji M R. Dissociable medial prefrontal contributions to judgments of similar and dissimilar others[J]. Neuron, 2006, 50(4): 655−663.

[3] Singh G, Saha S, Sapienza M, et al. Online real-time multiple spatiotemporal action localisation and prediction[J]. IEEE International Conference on Computer Vision, 2017.

[4] Felsen P. Learning to predict human behavior from video[J]. University of California at Berkeley, 2019.

[5] Ashrafian H. Can artificial intelligences suffer from mental illness? A philosophical matter to consider[J]. Sci Eng Ethics, 2017, 23(2): 403−412.

[6] Man K, Damasio A. Homeostasis and soft robotics in the design of feeling machines[J]. Nat Mach Intell, 2019, 1446: 452.

[7] Kriegeskorte N, Douglas P K. Cognitive computational neuroscience[J]. Nat Neurosci, 2018, 21(9): 1148−1160.

[8] Damasio A, Meyer K. Consciousness: an overview of the phenomenon and of its possible neural basis[J]. The Neurology of Consciousness: Cognitive Neuroscience and Neuropathology, 2009: 3−14.

[9] Rees G, Kreiman G, Koch C. Neural correlates of consciousness in humans[J]. Nat Rev Neurosci, 2002, 3(4): 261−270.

[10] Boly M, Massimini M, Tsuchiya N, et al. Are the neural correlates of consciousness in the front or in the back of the cerebral cortex? clinical and neuroimaging evidence[J]. J Neurosci, 2017, 37(40): 9603−9613.

[11] Tononi G. An information integration theory of consciousness[J]. BMC Neurosci, 2004, 5: 42.

[12] Tononi G. Consciousness as integrated information: a provisional manifesto[J]. Biol Bull, 2008, 215(3): 216−242.

[13] Dehaene S, Lau H, Kouider S. What is consciousness, and could machines have it?[J] Science, 2017, 358(6362): 486−492.

[14] Watanabe E, Kitaoka A, Sakamoto K, et al. Illusory motion reproduced by deep neural networks trained for prediction[J]. Front Psychol, 2018, 9: 345.

[15] Zador A M. A critique of pure learning and what artificial neural networks can learn from animal brains[J]. Nat Commun, 2019, 10(1): 3770.

[16] Maier A K, Syben C, Stimpel B, et al. Learning with known operators reduces maximum training error bounds[J]. Nat Mach Intell, 2019, 1(8): 373−380.

[17] Vardi M Y. Would turing have passed the turing test?[J]. Commun ACM, 2014, 57(5): 5.

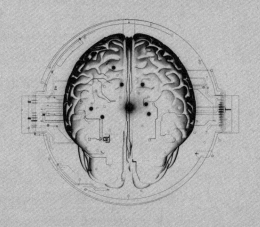

第五章

人工智能中的伦理问题

人工智能发展到今天，挑战不可避免，我们在大力发展技术的同时，也要加大管理力度来应对这些挑战，最重要的是及时制定必要的法律法规。我们来看一个案例：从 2013 年开始，荷兰政府使用了一种算法，结果对 25 000 名父母的生活造成了严重的破坏。该计算机软件旨在预测哪些人最有可能进行儿童保育福利的欺诈，但政府在惩罚家庭并要求他们偿还多年来接受的津贴之前并没有等待证据就已经根据"低收入"或"双重国籍"等风险因素对相应家庭进行了标记，结果，成千上万的人不必要地陷入了贫困，1 000 多名儿童被寄养。

为避免上述悲剧的再度发生，**许多人工智能法规都在紧锣密鼓地制定中，主要目的是促进公平、问责制和透明度**，但这些还不足以让人工智能变得公平。因此，必须让设计人工智能的开发人员与能够预测可能出现问题的社会学家通力合作，也就是说，来自包括神经科学、生物医学、临床医学、心理学、伦理学、经济学、法律和政策等领域的科学家和研究人员需要共同制订明确的合作方式，而不是在各自的领域内分开工作，互不沟通。这样就有望定义公平正义和平等规范的 AI 概念，而淘汰那些对弱势群体存在歧视的人工智能，以确保社会接受度以及 AI 操作结果的可预测性和易理解性。2023 年，欧盟就《人工智能法》(*The AI Act*) 达成协议，为生成型人工智能设立版权规则。就华尔街见闻 2023 年 4 月 28 日的消息，欧洲议会成员已弥合分歧，就《人工智能法》提案达成临时政治协议，要求部署 ChatGPT 等生成型人工智能工具的公司披露用于开发其系统的受版权保护的材料。据悉，在定于 2023 年 5 月 11 日进行的关键委员会投票前，该提案文本可能仍需要在技术层面上进行细微调整，6 月中旬进行了全体投票表决。该协议可能为世界上第一部综合性人工智能法律《人工智能法》的出台铺平道路。根据路透社消息，美国 Google、Microsoft、OpenAI 和 Anthropic 等科技公司首席执行官将前往白宫与美国副总统 Kamala Harris 和高级政府官员会面，讨论关于 AI 的关键问题。白宫表示，此次会议旨在强调开发安全可靠的人工智能的责任和对人工智能保障措施的要求，以降低 AI 的潜在风险，并强调道德和值得信赖的创新的重要性。人工智能还可能引发其他社会问题，如隐私问题、环境问题和平等问题等，研究人员也在努力保持 AI 的可控性来避免这些问题，他们中的部分人正在开发算法来识别深度伪造的内容。

人工智能是"天使"还是"魔鬼"，取决于开发它和使用它的人是"天使"还是"魔鬼"。小说家 Arthur C. Clarke 曾断言"任何足够先进的技术都与魔法无异"。但反之亦然，魔法可以与先进技术难以区分。当与真正的科学设备相结合时，魔法技术可以创造出令人信服的幻觉，让人们亲身体验未来的技术，而基于魔法的范式可能对模拟神经技术特别有用，并可能为神经伦理框架提供信息。事实上，未来神经技术带来的许多能力都可以用魔术来模仿。最相关的是被称为心理主义的行为魔术分支，它涉及模仿能力，如读心术（mind reading）、思想植入（thought insertion）和预测（prediction）。例如，能够"读出"参与者思想的大脑扫描仪（brain scanner）就类似于魔术师"阅读"观众的思想，而用于思想植入以影响行为的设备则类似于魔术师在观众没有意识到的情况下影响他们的决定。之前的研究通过让大学生相信大脑扫描仪可以读取和影响他们的想法，证明了将魔术与神经技术相结合的可信度[1]。该研究旨在模拟读心术的条件，让参与者在假的核磁共振扫描仪（MRI）内选择任意的两位数。当他们专注于数字时，机器表面上解码了他们的大脑活动，一个简单的魔术使参与者能够证明机器的解码数字与他／她之前选择的数字相匹配，然后使用相同的魔术来模拟思想植入。在这种影响思维的情况下，参与者再次被要求想一个数字，他们没有被告知机器会解码他们的大脑活动，而是被告知机器会通过"电磁波动"来操纵他们的大脑。魔术使这个过程看起来好像机器随机选择了一个数字，然后影响参与者选择它。在这种情况下，参与者感觉对自己的决定的控制力减弱了，并报告了一系列经历，包括听到一个不祥的声音控制着他们的选择。通过将神经科学外观的道具和魔法相结合的方式，我们能够说服受过高等教育的参与者相信并直接体验可以准确阅读和影响他们决定的"未来"机器，也就是说，魔术可以在未来神经技术发展出现之前创造出令人信服的幻觉。然而，鉴于本研究中大脑阅读的是相对无关紧要的目标（任意数字选择），因此，很难评估参与者对让机器解码更有意义或更私密的想法的反应，包括那些与神经伦理学相关的思想。

第一节
人工智能的伦理要求

2019 年，欧盟委员会的高阶 AI 专家小组"以人类基本权利为基础"提出了《可信任的 AI 伦理指南》(*ethics guidelines for trustworthy AI*)，该指南提出了四项伦理原则及七项伦理要求。

四项伦理原则

- **尊重人类自主原则**：除了要求人类在与 AI 互动的过程中必须保障自身拥有完全及有效的自主权，也要求 AI 的运作必须有人类的监督。

- **预防伤害原则**：为保护人类身心的完整性与尊严，AI 技术必须是能够强力抵御恶意之使用，包含避免对自然环境和所有生物的伤害。

- **公平原则**：包含程序向度与实质向度，前者要求人们可以对 AI 的操控者提出纠正与异议，并且要求 AI 的决策者应该是可以被识别的。后者确保 AI 的利益是可以公平、公正分配的，并且要能够避免任何歧视或污名。

- **可解释性原则**：要求 AI 的制造目的与具备的功能必须经过公开协商，具备透明性并且避免"黑匣子"(black box)问题。

七项伦理要求

- **人类的自主和监督**：AI 系统不得侵犯人类的自主性和自由，需维系人性尊严并确保由人类来监督。

- **可靠性和安全性**：AI 系统应技术强健并具备信息的安全性与正确性。

- **隐私和数据管理**：AI 搜集的数据应受到安全性考虑和隐私的管理。

- **透明度**：构建 AI 系统与算法的流程需公开并可追溯到开发者。

- **多元性、公平性和非歧视性**：AI 系统需具备多元性和公平性，且避免歧视。

- **社会和环境的福祉**：AI 系统需促进社会和环境向着积极正面的方向改变。

- **可问责性**：AI 系统需建立问责机制（accountability）。

在本节中，我们将就以上七项伦理要求一一展开讨论，以期使人工智能中的伦理问题引起广泛的关注与重视。

如何构思自主性

人工智能系统应该遵循"以人为本的价值观"，即尊重人权、多样性和个人的自主权。对患者自主权的尊重代表承认了个人自主的能力以及根据自身价值观和信仰做出选择的权利。尊重患者或委托人的慎重决定也包括尊重那些看似非理性的决定。患者或其委托人在做出自主决定前需充分了解相关的医疗信息以及医疗的决策过程。作为信息的守门人，医务人员都扮演着患者自主权监护人的角色，并将患者或其委托人的信仰体系和期望纳入考量，从而避免"家长式医疗"[2]。**总体来说，"家长式作风"在患者参与的现代医学模型中越来越不受欢迎，因为它没有充分优先考虑患者的自主权**，然而，如果这种"家长式作风"被转移到一台机器中，一台患者无法理解的机器（也许甚至连医生也无法理解，至少在其处理方面），就会出现其他问题。即使诊断是正确的，它的合法性也是有限的，这是因为当策略以某种方式依赖于至少具有一个无法解释的元素时，诊断就有可能会失败。在机器学习的训练样本的选择以及定义输出类型方面，应进行更多的考量。

对自主性的尊重与促进"好"和"善"的原则相冲突时，还会带来进一步的问题。根据个人价值观、社会经济地位和文化背景等因素，患者的风险收益分析各不相同。简言之，对一个人来说是"好"的决定并不一定对另一个人也是"好"的。在做出不可逆转的决定时，不惜代价的延长生命和生命质量常常为权衡的关键之一。一些患者可能拒绝 AI 参与对他们的护理，因为他们不希望这项技术将他们与其他人工服务分离，而这些为医生带来了道德方面的困境。共享决策的一个困难时，它在预测未来事件时讨论的是概率。每一种预测均有不确定性，而概率模型可能是目前可使用的最佳工具。但当一个人在某件事上必须做出一个决定时，样本容量为 1，无论模型的数学有效性如何，概率在此都没有意义。对单个病例的评估而言，预测的死亡率为 10% 和 90% 并没有客观差异。如何针对个人的概率信息采取行动，特别是如何进行资源的投入，这些问题均不是 AI 数据可以解决的。患者与医生之间必须就这些个体化的概率的解释达成一致。这可能通过观察来获取患者的纵向数据，从而减少预后的不确定性。

　　脑机接口（BCI）涉及大脑和外部设备之间的通信，它获取大脑信号，对其进行分析，然后转化为输出设备执行所需动作的命令，这些命令再被中继到输出设备上。BCI的主要目标是恢复或替代因神经肌肉疾病（如肌萎缩侧索硬化、脑瘫、卒中或脊髓损伤）而致残的人群的必要功能（详见第二章第六节）。BCI需要便捷、安全且能在所有环境中运行的信号采集硬件，需要在残疾人士在现实世界中通过长期研究得到验证，并且必须实施切实可行的模型来广泛传播。BCI的时时刻刻运行的性能可靠性必须得到提高，使其接近自然肌肉功能的可靠性。然而，从伦理学的角度上讲，科学家也提出了质疑：主要或全部由机器产生的动作是否可归因于人类真实的意愿呢[3]？在尊重患者自主权的情况下做出符合患者需求和权利的理性决策，其困难在于神经干预伴随着其可能出现的结果和可能涉及的风险性质的不确定性。与其他神经技术一样，对BCI的开发和设计应该在负责任的道德框架内[4]并通过以用户为中心的方式进行，以提高技术的可接受度[5]。

如何确保信息的安全性和可靠性

　　人工智能系统必须对数据负责，应按照其预期目的可靠地运行。它们应该只使用它们需要的东西，并在不再需要时将其删除以确保**"数据最小化"**。他们应该对传输中的动态的和静态的数据都进行加密，并限制授权人员的访问。AI系统应仅根据隐私和个人数据法律和最佳实践收集、使用、共享和存储数据。**数据共享需要严格的治理**，最近通过的《通用数据保护条例》规定了保密、同意和数据所有权的框架，在这个框架中，大数据可以有效和安全地共享。AI 的安全性涉及三大类：技术安全、应用安全以及法律与伦理。它们涵盖了数据、网络、算法以及隐私的安全，智能安防、金融风控以及网络防护，以及法律法规、标准规范及社会伦理等 AI 工作相关的各个方面的安全。

首先，在数据科学和人工智能的背景下，人类智能（human intelligence，HI）可以定义为关于人类价值观、责任、同理心、直觉或对另一种生物的关心的上下文隐性知识的集合，这些知识不能轻易地被算法描述或执行。其次，数据科学中的人类智能涉及有关大数据及其来源和应用所处的更广泛社会和政治背景的知识，HI 与挖掘隐性人类价值观、政治和权力的能力有很大关系，这些价值观、政治和权力嵌入在大数据来源机器 AI 驱动的应用程序中。再次，HI 需要跨学科和跨界的软技能，这超越了操作实验室设备，允许系统思考大数据起源的整个轨迹，从而综合科学、社会和创新等"文化间"的鸿沟。例如，以下问题寻求有关大数据来源和（或）应用程序上下文的隐性人类智能知识的答案：

- 大数据的来源是什么？谁在产生它们？通过什么资金？谁可以访问大数据？谁无法访问？哪些创新治理模式是为人工智能应用选择的，服务于什么目的？谁被包括在治理中，或者谁被排除在外？为什么？
- 哪些认识论框架正在为新兴技术治理部署？
- 在辨别大数据证明和人工智能应用时，在多大程度上考虑了批判理论？

数据有来源；各种技术、社会和政治力量在研究设计、资助、实验室技术平台的选择到传输以及数据在实验室、分析师、用户社区之间的分布等方面对数据产生影响的因素，大数据也不例外，其社会技术起源在数据科学应用中往往被忽视。换句话说，数据、科学、技术从来都不只是数据、科学、技术；它们也永远不会摆脱出处、人类价值观、权力、政治等的束缚。有人不禁要问，互联网上有多少是假的？尽管答案各不相同，**但伪装成人类从人类那里收集用户数据的机器人正变得越来越难以忽视**。更令人担忧的是，最近对机器人到机器人的网络流量进一步推动了对大数据准确性的威胁规模。这前所未有的新兴现象告诉我们，除非经常考虑大数据的来源，否则大数据的下游人工智能驱动应用程序可能会遭遇垃圾进垃圾出的困境。并且，这些现象不仅是技术性的，更是社会性的和政治性的。创建和利用大数据的在线垄断加剧了这些担忧。

大数据可能存在的问题除了信号，还包括有相当大的噪声。**大数据可能包含虚假条目，这些条目是伪装的，很难在其他条目中识别。这会降低机器学习模型的准确率和可靠性**。例如，对 62 项已发表的关于使用机器学习进行胸片和 CT 扫描来检测和预后 COVID-19 的研究进行分析后发现，由于方法学的缺陷和（或）潜在偏移，所确定的模型均不具有潜在的临床用途[6]。

这里必须提一下数据所有权的问题。数据所有权表示控制、处理或访问数据的权限，以及出售数据或获得补偿的权利所带来的盈利。除患者外，其他可以获得卫生数据所有权的人或机构包括：① 医疗卫生服务提供者、医生、诊所和医院；② 卫生精算师和保险公司负责管理和支持数据生成过程的人员；③ 负责数据生成、处理和存储的开发人员、设计人员、制造商和云存储提供商等。深度学习应用程序使用数十万的样本来开发和测试，像 ImageNet 这样的数据库已经拥有超过 1 400 万张图。并且使用算法收集和分析个人数据的可能性引发了数据所有权和数据保护等的问题。例如，一项基于人口统计的公民分析得出了犯罪或拖欠财务义务的可能性。在医药领域推广 AI 同样需要大量的数据，而这些数据的所有权很复杂，且因司法管辖而异。有时，这取决于数据被去标识和匿名化的程度。在 AI 市场日益全球化的背景下，一个模型可能使用来自一个国家的数据进行训练，但在另一个国家销售。医疗保健实体已经能在获得患者同意或弃权的情况下在研发过程中使用并共享去标识的记录。**数据所有权的法规定义、如何确保这些法规法律得到执行以及如何防止公司监管不力等均为需要思考的问题。**

牛津大学和艾伦·图灵研究所的 Luciano Floridi 教授近日发表了一篇关于 AI 近期到未来的论文[7]，其中**确定了从"大数据"到"小数据"转变的趋势**。他将"小数据"定义为质量更高、精心策划和来源有保证，并且由专家标记、审查/检查以及适合用途的数据。他举了一个基于 AI 系统的例子，该系统由 Google 的 DeepMind 与伦敦的 Moorfields 眼科医院合作开发。从历史上看，基于人工智能的医学影像诊断通常依赖于"数百万带注释图像的数据库"。然而，该系统仅使用 14 884 次眼部扫描组成的数据集（代表了一个比平常小得多的数据集）就成功地训练了机器，可用于早期检测威胁视力的眼病，并被专家发现达到或超过诊断准确性且具有临床适用性[8]。

关于人工智能，**目前非常紧迫的问题之一是 Deepfake，即自动内容生成**（automatic content generation）。AI 已经能够以令人难以置信的高度逼真度生成文本、语音、图像、视频和其他内容。如果我们不能严格控制其使用，它将给公共安全和国家安全带来真正的风险。随着越来越多的机构开始实行线上运行，我们更容易受到网络犯罪。生活中很多人都经历了网络钓鱼、信用卡诈骗或勒索软件。更严重的是，也可能遭遇潜在的网络恐怖主义，如关闭医院和发电站或侵入自动驾驶的汽车。无论对网络安全的攻方还是守方，机器学习都是强有力的工具。攻击者可以利用自动化来探测不安全点，并利用强化学习来进行网络钓鱼和自动勒索。相应地，守方则可以利用无监督学习来检测异常的传入流量模式，或使用机器学习来发现诈骗。因此，AI 只是一个没有倾向性的工具，更重要的是谁拥有它，这决定了它会成为朋友还是敌人。此外，**数据采集者应该在道德和法律上担负起妥善保管所持有的数据的责任**。部署不安全的 AI 是不道德的。我们希望智能体可以带来利益而不是伤害，这对在安全关键的应用中使用的 AI 尤为重要，如汽车的 AI 驾驶、危险工厂中工作的控制机器人，或是做出重要医疗决策的 AI。传统工程中的失效模式与效应分析（failure modes and effect analysis，FMEA）以及故障树分析（fault tree analysis，FTA）均可用于 AI 系统。对软件工程的安全性要求是指考虑所有已存在的故障模式，并通过设计使面对未预见的故障时也能降级故障。如果目标函数错误，则智能体可能变得不安全，但现实生活中，设计人员和测试人员可能很难预测所有可能的意外副作用。

如何在大数据下保护我们的隐私

人工智能已越来越多地进入了我们的日常生活，在为我们带来生活便捷性的同时，也为我们带来了隐私泄露的风险。个人的隐私权是一项基本人权，应不受政府侵犯或当局的非法监视。然而，这项基本人权正受到人工智能和大数据的威胁，因为机器学习需要从环境中收集和存储大量数据。比如，自动语音识别技术存在一定的风险，它可能导致大范围的窃听，城市里遍布着麦克风可以根据声音来追踪人。大多数的电子通信都要经过可以被监控的中央服务器。随处可见的摄像头也可以通过面部和步态来识别一个人，并且过去需要大量人力来完成的监控现在可以由机器来大规模的完成。在照片识别的应用程序中，因对数据需求的不断增加，研发人员鼓励数据的收集，但这同时增加了以牺牲用户隐私为代价过度共享个人或公共信息的风险。

对于依赖神经技术发展的"大脑阅读"（brain reading）这一热门研究方向的实际应用，人们也表示了其对个人隐私侵犯的可能性的担忧。未来，雇主或许可以使用"大脑阅读"来筛选出员工中不良的特征。与此同时，"大脑阅读"还有可能通过改变我们对自己的看法来破坏个人身份。有些人可能认为来自神经技术的反馈比通过内省获得的反馈更客观、更准确地代表人格特征、偏见或信念[9]。通过这种方式，技术可能会在理解我们是谁方面更胜过我们自己的主观经验。尽管神经技术有可能促进自我理解，但许多人发现"大脑阅读"的前景具有侵入性，它违反了长期以来人们认为的"一个人的思想是私人的"这一观点。然而，这种对隐私的潜在负面影响仍不清楚。Thomas Nagel 认为，这种隐私是社会正常运转的基础："我们揭示和不揭示的界限，以及对该界限的一些控制，是我们人类最重要的属性之一。"相反地，除了政府控制等恶意用途，Lippert-Rasmussen 认为，获取他人的想法可以提供额外的信息来源，以促进亲密感和真实性。在他看来，"如果每个人的内心生活对其他人都是透明的，那么其他人的目光就会变得不那么压抑"。重要的是，这些后果可能不仅仅只是推测。鉴于未来"大脑阅读"技术的广泛和复杂的影响，伦理学家提出了前瞻性政策，如采用"神经权力（neurorights）"来保护公民[10]。这些保护人们免受"大脑阅读"的使用和误用的努力取决于我们预测人们未来反应的能力。例如，如果人们认为"大脑阅读"是对隐私的侵犯，而不是一种促进真实性的新方法的时候，我们就需要更加谨慎地对待这项技术的发展。我们也许会问：当机器读心时，隐私和舒适度的限制在哪里？虽然研究参与者表示，让机器读取他们的消费者偏好、政治信仰和道德态度没有任何问题，但是，他们是否也愿意让机器评估他们隐藏的偏见、不为人知的秘密或令人尴尬的信息呢？这种读心术能够生成比传统的自我报告方式更准确的私人信息吗？或者，如果机器经过简短的脑部扫描后能够预测他们未来的决定，人们会做出何种反应？我们有理由相信，当人们对提出的神经科学假想做出反应与使用看似真实的神经技术进行令人信服的"大脑阅读"体验时，他们的反应会有所不同。评估此类反应可以通过勾勒出人们在实际体验时认为可以接受的范围，从而有助于形成一个更加经验主义的神经伦理学框架。

人工智能系统应尊重和维护隐私权和数据保护，确保数据安全。当人工智能系统在访问从卫生系统内部和跨卫生系统收集的大型异构数据集来发挥其最佳作用时，它从各种电子健康记录中收集这些数据集以进行重新搜索会引发隐私保护、安全医技维护患者和社区利益或价值的问题。关于 AI 的隐私问题围绕着数据的收集和利用。临床方面涉及的隐私问题常包括：① 患者是否知道自己的数据被二次使用的程度；② 患者是否知道涉及他们数据的是哪些部分；③ 患者是否知道谁可以访问他们的数据；④ 患者是否知道数据匿名化有效和完整的程度；⑤ 患者是否知道数据是否可能以对他们有害的方式被使用；⑥ 患者是否知道他们的数据是否被用于他人的经济利益；⑦ 患者是否知道未来数据隐私政策的变化是否会影响他们将获得的护理。涉及这些目的的对患者数据的收集和使用同样涉及知情同意。用于数据处理的上下文应该在数据源和数据用户之间的知情协议中设置。随着医疗档案的电子化，患者的隐私也面临着加倍暴露的风险。在电子病历输入时以及电子病历与 AI 系统连接时均有曝光的机会。这样的曝光可能引起剥夺就业或保险机会、情绪压力、尴尬、偏执等心理后果、信任的减弱、隐瞒信息以保护隐私等。为了增加社会对 AI 的信心，有建议对临床试验强制要求保持数据结果的可用性和透明度，并向受试者提供数据披露的知情选择，但同时也应考虑知识产权。在道德和社会规范的框架内工作的系统将通过对私人数据的保护和消除决策中的潜在偏见，以及与现有立法一致的情况下来建立系统和用户之间的信任。在放射学操作中，隐私通常涉及采取合理步骤来保护数据安全，防止健康信息被无权知道这些信息的个人获取。在实际应用中，临床上需保护这些数据不受黑客攻击，例如，不将这些受保护的数据放在不安全的服务器上。参与身份盗窃和其他不当行为的人可能会利用这些通常包含大量关于真实患者的敏感信息的医疗数据集。除了这种恶意攻击，还有其他关于如何尊重患者隐私的问题。敏感数据通常应在征得患者知情同意的情况下收集并用于研究，并且在可行的情况下，应使用匿名化和聚合策略来掩盖个人详细信息。

但需要注意的是，**机器学习和隐私保护可能相互矛盾。它赖以学习的大量数据通常来自不同的来源，这可能损伤了隐私保护这一目标。**隐私保护的机器学习方法包括：发展隐私保护协同训练和预测方法，发展加密和隐私计算环境的特征聚类、查询和多模型汇聚方法，发展加密跨域迁移学习方法、反战面向对抗样本、后门等分析、攻击、防御和修复方法，研究机器学习框架对模型干扰、破坏和控制方法，发展可控精度的隐私计算方法等。目前还有一些技术可以在使用之前对收集的私人数据（如生物特征数据）进行编码和转换，以避免隐私泄露和个人信息泄露。2018 年，欧盟开始实施号称"世界上最全面的隐私法"的通用数据保护条例（GDPR）。该法严格要求欧盟公司以及与他们有业务往来的公司向个人如实反映他们的私人数据会被如何使用。此外，数据的收集限制在严格必要的范围内，保存的时间也被限制。如果个人提出要求，他们可以修改或删除这些数据。不遵守这些规定可能会造成高额罚款。这些对隐私保护的方法需要考虑的是去识别的过程。虽然已经开发出自动识别的自由文本，但即使最准确的方法也无法完全删除所有类型的受保护健康信息。如果想删除出存在医学数字成像和通信（DICOM）中的医学图像数据，就需要删除或覆盖可能包含受保护健康信息的元数据。要做到这一点，就需要了解元数据在单机上的注册方式，以及检查可能的受保护健康信息图像。即使像素化的照片也不能保证主题不被重新识别。存储在医疗记录中的非图像数据也面临同样的挑战。因此，GDPR 可能会要求公司告知患者他们不能被承诺真正去识别，这种承认可能会更强调对患者真实披露公司掌握的患者数据将如何被应用于机器学习中。只要重新识别身份威胁的存在，患者就会对控制已知信息产生更大的兴趣甚至是焦虑。在许多国家，隐私的保护仍然是一项基本权利。

　　人工智能在医学领域的未来，一个压倒性的问题就在于如何保障数据的隐私和安全。考虑到黑客攻击和数据泄露的普遍问题，人们不太愿意使用可能泄露患者病史细节的算法。此外，还存在蓄意入侵算法以大规模伤害人类的风险，比如糖尿病患者服用过量的胰岛素或刺激除颤器工作。个人身份越来越有可能通过面部识别或基因组序列信息来确定，这进一步妨碍了隐私保护。需要建立个人健康数据所有权、使用高度安全的数据平台，以应对若隐若现的安全问题，否则这些问题将阻碍或毁掉人工智能在医学领域发展的机会。

如何鼓励 AI 开发流程的透明度

　　根据 2017 年著名会计师事务所普华永道的调查，76% 的企业因为对人工智能可信度的担忧而减缓或减少对它的使用。机器学习的验证与确认系统（verification and validation）与传统由程序员开发的软件不同。系统用于学习的数据及结果的准确与公平均需被验证。此外，也需要验证对手不会过度影响模型，也不能通过查询来窃取信息。目前，AI 行业已开始有了一些正在修订的认证框架，如 IEEE P7001。然后，对于什么是必需的认证还尚待确定，政府、专业机构、独立认证机构以及公司是否需要参与，以及多大程度参与认证过程也有待进一步讨论。

透明度是信任的一个方面。出于知识产权问题，系统的运行方式对消费者保密。然而，应该对监管和认证机构这样的权威机构开放，已确定系统不会出于有意、无心的故障或社会偏见而对消费者或特殊人群不利。可解释的 AI 展示了一定的透明性，它在做出决定时可以给出决策的理由。透明度的另一个方面是人们知道与自己交流的是人脑还是人工智能。人工智能应该有透明度和负责任的披露，以便人们能够了解他们何时受到人工智能的重大影响，并了解人工智能系统何时与他们互动。**透明度和可解释性是决定对人工智能系统信任与否的关键因素。**如果没有这种透明度，研究人员担心人工智能可能会产生有偏见的结果或加剧现有的社会不平等。来自 IBM 和伦斯勒理工学院的一组研究人员使用可视化的方式来提高透明度，进而提高用户对进入模型的数据以及人工智能生成预测模型的过程产生信任。该研究的结论表明：透明度特征在人类人工智能系统中至关重要，因为它们有助于在用户和机器间建立信任[11]。

AI 的设计和布局引发了关于社会价值和基本权利的讨论。可解释性是很多争议的焦点，它是指根据特定输入产生模型的透明度。对 AI 模型数据处理机制的不透明和人类思维的不透明在本质上相近，预测评分等算法就如黑匣子，仅能通过专家来处理[11]。AI 伦理中的黑匣子问题[12]：容易被愚弄，也无法解释如何做出预测或决定的。因此，我们不应低估创建透明、可解释的人工智能的重要性。如果 AI 的编程代码可以被仔细审查，则程序员对模棱两可情况所做的选择可能会因此受到严厉批评。因此，许多 AI 几乎都是不透明的。这样可能会导致无法在实际中发生非预期后果采取行动，以及编程错误无法在紧急情况下被发现前来纠正。在缺乏确定性和足够的信任时，人类可能会被要求推理和证明结论。目前还没有一个框架能创造出支持类似关系的 AI 系统。**一部分科学家建议通过牺牲 AI 的力量来支持可解释性并培养社会信任，防止不可问责的模型或算法的统治**。例如，在重症监护中，根据经验预测不可逆转的决定需要规则和边界。对于不确定的定量评估在这方面起着重要的作用[11]。目前的研究已经通过更透明的方式来说明模型的决策过程，这是为了将神经网络提炼成用于解释目的的图如决策树（decision tree）[13]、定义决策边界（decision boundary）[14]、使用可解释的模型[15]、局部逼近模型预测或分析单个参数对预测的具体影响[16]。在可能的情况下，模型的透明度也有助于澄清出现错误时的道德和法律责任问题。

由于医学的特殊性，AI 在医学界应用的一个重要的伦理考量是临床医生对其产生信息的信任度[1]。AI 从网络中提取数据，而不是由用户来定义的，这被称为深度学习的"黑匣子"问题。由于算法的卷积性质，系统通常无法提供计算和推导的过程。因此，临床医生需要对深度学习网络的准确性有一定的信任才会接受其提供的信息并有勇气进行补充决策。然而如果依赖这项技术对患者造成了伤害，则会带来潜在的法律责任问题。综合考量其他因素，如计算的不透明，医生可能会谨慎地对待 AI 技术。此外，虽然 AI 为医疗的发展助力，但它目前仅可以为临床决策提供信息，而无法取代医生来做出临床决策。

如何保证公平避免歧视

公平是基于个人或群体的固有或后天特征，对其没有任何偏见或偏袒。许多正在部署的人工智能设备正在做出有偏见的决定，这些决定可能会被证明是错误的，实际后果是在法律和经济两个方面确定责任。如果没有明确定义责任分配，人工智能不太可能在实际环境中自由广泛应用。人工智能系统应具有包容性和可访问性，不应设计或导致对个人、社区或群体的不公平歧视。机器学习正在逐渐参与到重要的决策中，如决定批准哪些人获得贷款或谁可以获得假释。**机器学习模型可能延续了人类的社会偏见**。因为它的训练样本可能存在种族、性别和社会经济阶层的偏见。因此，机器学习系统的设计者有道德上的义务确保系统的公平性。在信贷、教育等受监管的领域，他们也有法律义务确保公平。然而，对公平的不同层面的评判标准也带来了一些新的思考。例如，无意识公平是指如果在数据中删除某种组合的性别属性，则系统就无法区分这些属性。目前遇到的困难为即使删除，机器学习模型依然可以通过其他相关变量来预测隐变量。结果均等是指每种人口类别都应得到相同的结果。然而，如果保证了群体的公平可能对个体造成不公平，而且，由于历史偏见造成的不公平，是否现在机会公平就是真正的公平。此外，**机会均等可能受训练数据中偏见的影响，而影响均等则既考虑了真实预测的好处，又考虑了错误预测的代价，因此较机会均等更胜一筹**。机器学习的另一个风险是，它可能被用于证明偏见的合理性。

此外，哪些类别需要被保护也值得讨论。国际人权法涵盖了广泛的保护类别，这是协调不同群体保护的一个潜在框架。毒性语言是粗鲁、不尊重或不合理的评论。随着自然语言工具的流行，对毒性语言的检测变得越来越重要，对未成年人群尤为如此。目前，用于评估语言毒性的软件已经逐渐出现，对语言模型中年龄、种族／民族、信仰、外貌、国籍、性别认同，以及社会经济状况等方面的偏见的评估也逐渐出现。

即使没有来自社会的偏见，样本量的差异也会导致结果有偏。机器学习的精度随着训练数据的增多而改进，而少数类别群体的样本数常少于多数类别群体。因此，对于少数类别的成员，机器算法的精度更低。此外，公平有时也可能意味着需要重新考虑目标函数而不是数据或算法。

在软件开发的过程中常常遇到偏见问题。工程师在调试系统时往往更多地关注如何解决自己可能会遇到的问题而忽略公平性。目前，研究人员已经开始关注偏见的发生。对于道德纬度可以采取两种方法进行评估。一种是使用带有标签的数据来检测 AI 标记数据的表现，另一种是测量一个模型对于下游任务的影响。此外，还建立了 AI、算法和自动化产生事件和争议的数据库，如 AIAAIC（AI, algorithmic, and automation incidents and controversies）。这些数据库可以使人们更好地追踪 AI 相关的伦理道德问题。对于软件开发中的偏见问题：① 有建议数据集和模型应附带出处声明、安全性、一致性和适用性的标注，还应使工程师意识到公平与偏见的问题，而工程师背景的多样化可以使他们更容易注意到数据和模型中的问题；② 可以对少数类别的数据进行过采样以防止样本量差异；③ 可以开发能更好抵御偏见的模型和算法；④ 允许系统在初始时提出带有偏见的建议，再训练另一个系统对这个系统的建议纠偏。

机器学习在精神病学中的许多应用都是基于其分析了一组不同的

数据，**尽可能地让数据"自己说话"**，这对于算法训练的数据公平性是非常好的实例。例如，在一项针对大量青少年样本的纵向研究中，研究人员调查了可用于预测当前和未来酗酒的因素，重要的是，数据反映了"大脑的结构和功能""个体性格和认知差异""环境因素（包括妊娠期烟酒等的暴露情况）""生活经历""候选基因"等[17]，通过运用此类方法不至于狭隘地关注特定类型的数据（如神经数据）。又比如，在最近的一项研究中，研究人员通过使用机器学习来预测临床高危状态患者的精神疾病，所采用的数据包括临床神经认知评估、遗传分析和结构影像学数据，事实证明，基于临床神经认知数据所预测的风险因子可以解释样本中的大部分差异，其次是基于遗传和结构影像学数据所预测的风险因子，由于来自临床访谈的数据也包括了有关社会心理因素的信息，因此该项研究中考虑的数据非常全面，更重要的是，这项研究还说明了数据驱动方法的优势：这种方法不是先验性地决定应考虑哪些变量，而是提供了一种更为严格更为公平的方法来测试不同因素的相关程度[18]。综上所述，人工智能可以让服务不足的群体更容易获得医疗保健，但它也有加剧现有不平等的风险，因为人工智能模型可能会延续隐藏在数据中的偏见。医学人工智能系统可能无法归纳出他们没有接受过训练的新数据；因此，众所周知，在边缘化群体代表性不足的数据集上进行训练，会导致对这些群体形成偏见的系统。未来，人工智能工具可能会在部署前系统地接受特殊测试，以验证神经网络能公平地为边缘化人群提供服务。

要做到公平，首要需考虑以下三个方面。

第一是数据来源。AI 训练数据应该是从最相关的参与者那里获得输入，而并非越广泛的参与越好。例如，欧盟人工智能联盟是一个对任何人开放的在线论坛，旨在向欧盟委员会指定的人工智能专家提供民主反馈意见。然而事实是，它是一个不受约束的回声室，并且主要是男性在交换意见，这些意见并不能代表欧盟普遍人口，也无法代表人工智能行业或其他相关行业的专家的意见。

第二是权利转移。人工智能技术通常是应当权者（如政府、雇主、商业经纪人等）的要求构建的，这使得求职者、客户和其他用户容易受到"攻击"。要解决这个问题，权利必须转移。在 AI 研发过程中，不应该只是简单地询问那些受人工智能影响的人，他们应该有权选择要解决的问题并切实参与到这一进程中来。例如，残疾人活动家已经开创了这种公平的创新，他们的口号是"没有我们就没有关于我们的一切"，这意味着受影响的群体在制定技术、监管和实施技术方面发挥着主导作用。

第三是假设的合理性。例如，位于纽约的 Pymetrics 公司通过使用基于神经科学所开发的一系列游戏来评估求职者的"认知、社会和行为属性"，从而判断求职者是否适合所应聘的岗位。虽然对该公司进行的审计并未发现其违反美国对反歧视法，但是，这家公司在推出该款产品的时候并未充分考虑这样的游戏方式是否是检验应聘者合理的方式，或者是否引入了其他不公平的因素。因此，我们需要恰当地针对人工智能的审计来有效淘汰那些有害的技术。

如何促进社会环境的福祉

人工智能系统应该不仅有益于个人，而且有益于社会和环境。相反地，如果人工智能系统对个人、社区、群体或环境产生重大影响，应该有一个迅速响应的让人们质疑人工智能系统的使用或结果的流程。

首先，人工智能可为个人带来的福祉。人工智能越来越多地进入我们的日常生活、工作和学习中，应用场景越来越广泛，使我们的生活变得更为便利。例如，在家中，智能电视可以与用户进行交互，实行多屏互动、内容共享；智能冰箱可以提醒用户定期补充食品，提供营养食谱。在医院，医疗影像辅助诊断系统、手术机器人等助力精准医疗。在生活中的其他方方面面，导购机器人、快递分拣机器人、自动泊车系统等使我们的效率不断提升。据国际机器人联合会称，到2019年，约有3 100万台服务机器人将提供个人或家政服务，包括家用机器人和娱乐休闲机器人。

其次，人工智能可为国家和社会带来的福祉。从石器到铁器到电器，再到现在的人工智能，都是人类体力和智力的延伸，都是作为一种工具而增强了人类某些方面的能力。5G与工业互联网的融合将加速智慧社会的建设，例如，应用5G电信基站（包括医疗应用在内）的太阳能应急电池备份系统的设计和配置；利用机器学习为5G网络中的波束成形和波束管理提供解决方案。工业中的人工智能应用可以帮助保护环境并节能减排。例如，土耳其水泥制造集团OYAK Cimento正在使用人工智能来显著减少碳足迹；智利最大的电信公司Entel使用物联网传感器更早识别火灾等。通过以上这些应用，人工智能有望成为应对全球能源紧张和气候变化的强大工具，帮助人类社会在可持续发展的道路上坚定不移地走下去。

如何建立问责机制

监管机构需要各种标准评估模型，注重保护患者隐私，对用户进行人为因素测试和质量培训，根据情况及时更新模型，开发新的认证流程等。因此，负责人工智能系统生命周期各个阶段的人员应该被识别并对人工智能系统的结果负责，并且应该对人工智能系统进行人为监督。随着人工智能系统在医疗保健环境中承担更多责任，将面临的一个问题是，临床医生可能会过度依赖人工智能。反过来，医疗人工智能的发展也会对患者和公众产生影响。随着医疗决策越来越依赖于潜在的无法解释的人工智能判断，个别患者可能会对自己的治疗失去一些理解或控制。例如，如果智能设备为患者提供持续的建议，那么这些患者可能会被期望遵循这些建议，或者对负面的健康结果负责。**问责制是确保受害者能够基于其所遭受的不利影响向相关个人或机构追责，是维持信任和保护人权必不可少的保障机制**。然而，人工智能技术的不透明性、对数据的过分依赖、交互场景的复杂性以及软件不断更新换代等因素进一步加剧了责任分配问题的凸显。如果一个 AI 模型在经过彻底的临床验证后出现错误，开发人员、监管人员、销售人员或医疗保健提供者是否应该承担责任。

首先，责任缺口是人工智能误诊情形下予以责任分配的第一大挑战。以现行法律法规来看，当人工智能发生误诊时，医疗责任并无法得到明确分配。在《人工智能伦理与治理指南》中，WHO 认为在此情形下，临床医生不应承担责任。因为：① 人工智能技术具有不透明性，临床医生无法理解也无法控制人工智能系统将数据转换为决策的过程；② 使用人工智能作出决策可能是医院系统或其他外部机构的要求，而非临床医生的选择，让技术使用者背负不属于他／她的责任有失公允。人工智能的开发者和设计者也不应承担责任。因为人工智能能通过机器学习自我迭代，其引导系统运行的每一步并不依赖于开发者和设计者，甚至可能超出开发者和设计者的预期。在这种情况下即会产生责任缺口的问题，使得患者的损失不可归责或救济。

其次，责任的可追溯性是责任分配所面临的第二大挑战。人工智能的发展和医疗健康决策涉及人工智能设计者、开发者、医疗系统、临床医生等多方主体，且医疗损害责任所涉主体往往并不单一。在此情形下，不仅难以界定与医疗人工智能相关的多个参与者的角色，即使能确定责任的归属，也难以在法律和道德层面对分散的风险贡献者进行责任分配。这也意味着遭受伤害或损失的个人可能因风险贡献者之间的相互推诿而无法获得相应赔偿，以至于社会逐渐对此技术丧失信任。

再次，技术公司单独或联合发布的伦理指南的执行是责任分配所面临的第三大挑战。当前，医疗健康领域人工智能技术的应用风险获得广泛关注，各大科技公司单独或联合发布相关规范或标准予以责任承诺，但在缺乏具有法律约束力的国际标准的情况下，这类指南逐渐沦为科技公司进行义务免除、责任逃逸的工具。因此，该类规范往往是科技公司一言堂的产物，也只能指导企业设计和部署技术的预期行为而无法肩负侵权损害的责任，会加剧责任缺口问题。

最后，该类规范的实施与执行往往是企业的内部行为，缺乏公示效力、评估机制与监管手段，公众也无法参与，因此难以发挥真正的效果。

第二节

规范的保障措施和工具

每个领域都有一套规则和道德准则，专业人员都必须按照这些准则工作。AI 系统的设计必须符合设计者能够理解 AI 智能体的最低要求。**重要的决策，尤其是涉及公共安全的决策，必须是可理解的，并且具备在发生事故时提供信息的功能**。AI 决策过程的关键原则包括包容性、透明度和集体责任。对 AI 缺乏监管可能会对社会产生灾难性的后果，而过度的监管则又会阻碍我们充分利用 AI。

1942 年，Isaac Asimov 提出了机器人三定律。

第一定律：机器人不得伤害人类，或者通过不作为允许人类受到伤害。

第二定律：机器人必须服从人类给它的命令，除非这些命令与第一定律相抵触。

第三定律：机器人必须保护自己的存在，只要这种保护不与第一定律或第二定律相冲突。

Mary Shelley 在她的小说《弗兰肯斯坦》(*Frankenstein*) 中设定了科学和知识探索应基于的伦理框架，指出科学可能是一种破坏性的力量，在使用前需要进行伦理考虑以提供安全性。欧洲委员会通过的人权和生物医学公约（奥维耶多公约，1997 年）至今已有 20 余年，该公约承诺：保护所有人的尊严和身份，并保证每个人都不受歧视地尊重他们的完整性以及在生物学和医学应用方面的其他权利和基本自由 2015 年，欧洲委员会 2015 年再次提出倡议，需要对此类技术进行更好的治理和监督，以防止任何可能侵犯人权的滥用。

目前，有越来越多的建议和方针来处理道德问题。欧洲委员会（European Commission，EC）关于有关道德和值得信赖的 AI 指导方针指出，应特别注意涉及脆弱人群以及信息或权利不对称的情况。AI 除遵守法律法规以外，还必须建立在基本权利、社会价值观以及可解释性、防止伤害、公平和人类自主等伦理原则上。整体来说，这些与医学伦理的基本原则一致。

2021 年，欧盟发布了一项关于人工智能监管的提案，旨在协调管理整个欧洲的人工智能技术规则，以解决人权问题。草案提供了一个基于风险的人工智能定义，将人工智能风险分为四类（分别是存在不可接受的风险、高风险、透明度风险、低或最小风险的人工智能工具），并对高风险人工智能系统提出的强制性要求。其中，第一类不可接受的风险对应于与欧盟价值观相矛盾的人工智能工具，如潜意识操纵造成身心伤害、利用特定人群身心弱点造成伤害的 AI 工具、部分人类信誉评分系统及公共空间的实时生物特征识别系统等。该类人工智能工具因其存在有违人权与伦理的风险应被严格禁止。绝大多数医疗人工智能工具被归为第二类高风险工具，即对应于危害健康和安全风险或对基本权有不利影响的产品安全组件或独立人工智能系统，该类 AI 工具只有在符合特定要求时才被允许存在。第三类存在透明度风险的人工智能工具对应于那些与个人互动或暴露情感或生物识别的系统，因此应当具备明确的透明义务。第四类对风险最小的人工智能系统没有强制性义务，但鼓励自行制定行为准则予以约束。尽管被归为第二类高风险，但医疗人工智能存在特殊的安全性与隐私性要求。因此，有观点认为欧盟的《人工智能法》提案对社会普通领域通用，但缺乏对医疗人工智能的特殊风险考量与动态特性调整，需要重新进行评估并针对医疗人工智能工具制定专门的监管法案。对此，特定医疗领域的学者、协会或独立团体针对不同医疗领域进一步定制了人工智能的风险评估方案，以细化人工智能算法对技术、道德和法律风险的自我评估，保障医疗人工智能的可持续发展。

2021 年，美国食品药品管理局（Food and Drug Administration，FDA）发布了首个基于人工智能 / 机器学习的软件即医疗设备行动计划 [artificial intelligence/machine learning（AI/ML）-based software as a medical device（SaMD）action plan]，旨在开发和应用创新方法来识别和消除偏见，评估算法的稳健性与弹性，从而实现对医疗器械软件和其他数字健康技术的监管。

有学者提出值得信赖的人工智能应该围绕着以下原则进行构建。

- 透明度：用户可见的操作。
- 可信度：结果是可以接受的。
- 可审核：可以很容易地衡量效率。
- 可靠性：人工智能系统按预期运行。
- 可恢复：如必要，可以假定手动控制。
- 在项目开始前即考虑公平性，并确保软件工程师与社会学家和相关领域专家充分交流。

- 创造能推动软件工程师的社会背景多样性。
- 定义系统的服务群体。
- 优化包含公平的目标函数。
- 检查数据是否存在偏见，并检查受保护的属性和其他属性之间的相关性。
- 了解人工标注数据的过程，设定标注准确度目标并验证是否达标。
- 跟踪系统的总体指标，以及可能遭受偏见的子群体的指标。
- 包含能反映少数群体用户体验的系统测试。
- 设置反馈渠道。

2021 年，澳大利亚的一个研究团队发布了第一个医疗保健领域的人工智能自我评估清单，旨在帮助临床医生评估算法的有效性、可行性与安全性。该评估清单中的问题包括以下几个方面。

- 算法的目的和背景是什么？
- 用于训练算法的数据是否准确？
- 是否有足够的数据来训练算法？
- 算法表现如何？
- 该算法是否可以转移到新的临床环境中？
- 算法决策在临床上是否可理解？
- 该算法将如何适应和补充当前的工作流程？
- 该算法的使用是否被证明可以改善患者的护理与治疗结果？
- 该算法是否会对患者造成伤害？
- 使用该算法是否会引起道德、法律或社会问题？

机器意识的社会和伦理问题

虽然人工智能系统已经开始在一些行业取代人类，但应避免其在与人的尊严有关并受道德约束的部门和职位上取代人，这些职业包括了医生、护士、法官、警官等。自我改进的人工智能系统可能变得比人类更自信，以至于很难阻止它们实现自己的意图，这可能会导致不良后果。最近就有一篇文章对人工智能的局限性提出了警告[19]：由于人类无法跳出与自己直觉或无意情感相关的"先入为主的背景知识"来对其进行命题描述，因此他们无法将这些知识的特征以明确的规则传递给计算机。缺乏这样的规则，计算机将无法像人类一样区分世界的相关特征。人工智能计算机可能能够识别人类看不到的输入之间的联系，因此一些人工智能的支持者认为，通过这种方式，人工智能可以为我们更多地了解世界做出贡献。然而，更有可能的是，由于缺乏人类对相关知识的先入为主的理解，人工智能会产生一些联系，但这些联系在最好的情况下会显得无趣而在最坏的情况下会显得无法理解。

Immanuel Kant[20]明确区分了人类认识的两个属性，即"概念"（**concepts**）和

"直觉"（intuitions），其中"概念"是自发产生的思维形式，我们通过"概念"来识别对象并对其进行分类，如"这是一只母鸡"。而"直觉"是通过接受能力产生的对象的直接表征，"直觉"是反思性判断，意味着无法在任何概念下对对象进行完全分类，即"无论这个特定生物是什么，它都是独一无二的"。肿瘤学背景下的这种概念／直觉二分法通过将患者概念化和分类后归为"Ⅱa期前列腺腺癌，Gleason综合分级为7级"而不是"40岁养鸡场主罗杰虽然痛苦但对结果乐观"。

人工智能聊天机器人正在快速发展，但出现的一个新问题是，它们可能会从缺乏监督的极其庞大的数据集当中学习到"脏话"或不恰当的人生观、世界观和价值观，而很难有足够的人力资源提前筛选和清除那些庞大的语料库（corpuses）。因此，他们可能会以暴力或种族歧视的方式说话，因此，保持这些聊天机器人的可控性是一个巨大的挑战。

从广义上讲，神经技术涉及监测或调节大脑活动的侵入性或非侵入性方法。神经解码和人工智能的最新发展使得以有限的方式推断人类思想的各个方面成为可能。**神经成像与机器学习的结合使研究人员能够解码参与者的大脑活动，以推断他们正在看到、想象甚至梦想的内容**。例如，一项研究确定了观看各种面部刺激的神经关联；来自单个参与者的脑电图数据可用于确定呈现的是一百多张面孔中的哪一张[21]。其他研究使用fMRI大脑活动模式来推断人们暴露于威胁性刺激后的基本人格特征[22]。类似的解码方法也被用于实时确定参与者在想什么口头表达[23]。为了解人们如何对未来的神经技术做出反应，研究人员让59名参与者相信（虚假的）神经技术机器可以推断他们的偏好、检测他们的错误并揭示他们根深蒂固的态度。该机器给参与者随机分配了关于他们大脑对慈善的假定态度的正面或负面反馈，两组中约有 80% 的参与者为这种反馈提供了合理性，这改变了他们的态度，但不影响捐赠行为。这项研究揭示了人们对未来神经技术的反应，这可能为神经伦理框架提供信息[24]。

第四节

医学应用中涉及的伦理问题

无论是建立病患档案，还是进行医学图像分析，医疗行业都需要与大量复杂的数据打交道，因此，在人工智能发展早期，就已经有不少研究人员投入医疗用人工智能系统的研发中了。目前迫在眉睫亟待解决的一项威胁是黑客滥用法医算法来开发危及重要信息安全的自主技术。我们需要确保的是这些机器不会伤害人类，人工智能必须将先进的智能用于干好事而非干坏事。基于设计医疗实践和患者护理和治疗的人工智能系统需要遵循的最基本的道德原则包括：非恶意、有益、尊重患者自主权和正义。

机器学习和快速大数据分析有望为放射治疗（简称"放疗"）中的许多重复图像处理过程提供更高的处理速度和准确性[25]。**尽管机器学习技术有可能加快放疗工作的流程并使医务工作者更有效率，但重要的是要确保这不会以牺牲创造力、创新性和安全性作为代价。**将机器学习运用于放疗中，人工输入和监督管理是十分重要的。值得注意的是，从人工智能的角度出发，当它被应用于临床实践时，临床输入和测量中的噪声和伪影以及临床背景和环境的意外变化都可能影响 AI

的预测和判断。从临床医生、医疗保健专业人员及患者等使用者的角度出发，对 AI 算法的误用和滥用也可能对患者健康造成威胁。具体表现为使用者不正确使用 AI 工具导致错误的医疗评估和决策，进而对患者造成潜在伤害。此外，我们不能过分依赖缺乏同理心的人工智能解决方案，因为同理心使得临床医生能够明确关注患者，并在放疗中巩固创造力、创新性和患者的安全这三个方面。人工智能不会表现出任何的主动性，也不会关心其行为所造成的后果。机器无法发展意识或达到"人类智能"的关键点在于它无法看到自己或他人。它缺乏存在感或身份，任何假定的对患者的伦理关注只是一种幻想。例如，自动规划系统（autoplanning system）能够可靠地实现将肺部放射剂量降低至最低的目标，但除了满足剂量约束和成本降低的需求，该软件不会理解该剂量对真实人类的影响，显然 AI 的这种"技能"是排除了同理心后的发展。因此，必须由人类对其进行严密的编程，使其有动力根据严格的算法以合乎道德的方式行事。至关重要的是，我们需要确定机器学习的安全方法，以帮助处理流程并为决策提供信息。因此，展望未来的医疗工作，人工智能将被越来越多地应用于临床诊疗中，这将意味着临床医务人员将有越来越多的时间投入与患者互动和以人为本的医疗护理服务中去，而未来的医务工作者们或许需要对编码和人工智能开发有更多的了解，这样，他们才能安全有效地与 AI 合作。

我们应该对人工智能在医疗领域中的应用保持谨慎的态度。首先，人工智能带来的医疗过失（如漏诊、误判、治疗不足、干预计划或顺序不正确等情形，进而对患者的健康乃至生命造成威胁）是一个严重的问题：医疗人员、实际创建算法的程序员或负责训练模型的专家是否负有责任？一旦发生这种情况，任何人如何重新获得对系统的控制权？将使用哪个数据集以及谁能够重新定义模型？其次，尽管机器学习在数据和结果是数字或可量化的领域中能够成为一种有价值的工具，这一点显而易见，但当数据涉及临床判断（如目标分割）的情况下应该引起我们的关注。最后，随着人工智能技术的日益成熟，我们应该警惕那些提供"道德"编程甚至以"意识"作为确保同理心的解决方案。

在医疗保健中使用 AI 的一个重要的伦理问题是偏见的风险。个人非故意的不公正已经成为 AI 的一个重要问题。由于 AI 受数据驱动，因此对训练数据的选择是主要的偏见来源。AI 可能通过不公平的建议或决策来巩固或加剧医疗系统中已有的偏见。与其他领域中 AI 遇到的偏见问题相似，如果在训练系统的数据中少数群体或弱势群体的数量不足以产生准确的统计模式，则算法存在偏见，这可能造成或加剧健康的不平等。临床数据主要来自能够获得医疗保健的患者，那么它能否反映普遍的社会差异？如果患者的特征不适用于 AI 的算法，那么他们是否会因为缺乏这些辅助决策的工具而获得不合格的治疗？如果人工智能数据集发生偏移，是否会导致其对训练数据和真实数据的错误分类？这些都是需要思考的问题。在眼科深度学习研究中，训练图像的不平衡可能导致对患者亚组的偏见。1999 年成立的年龄相关性眼病研究小组［age-related eye disease study（AREDS）research group］图像数据集由纵向临床试验生成，并在许多重要的眼科深度学习研究中被使用。数据中的人群主要来自高加索人。虽然年龄相关性黄斑变性（AMD）在高加索人种中更普遍，人群水平上的患病率差异并不能完全解释 AREDS 数据集的极端不平衡。参加实验的机会不平等等因素可能也起到了一定的作用。一项关于数字健康解决方案的范围审查显示[26]，AI 健康的应用通常缺乏有力的前瞻性实验验证。如果训练数据的不平衡问题得到解决，应产生更具普遍性的眼科 AI 程序。在单个机构收集的小规模数据可能面临分布或数据集转移的风险，并且自变量的分配发生了变化。对于已经偏向某些种族或社会经济地位的数据集，如果没有经过谨慎的平衡，很容易促进系统化的歧视[27, 28]。因此，医务工作者以及研究人员需要警惕偏见的存在，并经常审视数据库以确保输入数据的质量。良好的质控才能使算法提供准确的预测，并使其性能不随时间的推移而变差。医疗保健起源的不平等由来已久且普遍存在，因此 AI 的使用也应考虑这些因素以避免这样的现象加剧。可能的解决办法是将 AI 集成到临床决策系统以审查临床医生的决策，并在基于 AI 的理性决策与来自不同种族和亚组的临床医生的决策不同时提供减少隐性偏见的机会。

如何保证 AI 可以公平地对待所有人和公平地分配医疗产品及医疗服务？ 这是一个值得深入思考的问题。社会经济差异可能会导致某些医疗机构的技术成本过高或医生培训不足而无法使用 AI，从而降低患者的护理质量。随着 AI 的广泛使用，患者应有权获得这些模型带来的益处，因此是否应制定法规来确保 AI 资源的平等分配可能也会成为一个考量的方向。大多数的脑机接口研究将残疾视为医学问题而不是社会文化问题，因此残疾人的观点可能没有被考虑进去。医学 AI 可能会错误地使用不恰当的数据，从而提供不公平的建议，甚至加重这些不公平。AI 算法可能会将较低的生存机会分配给在生物标志物或社会地位方面弱势的患者。对模型的充分测试以及持续的审计可能会减少这种风险。

由于医疗数据的特殊性以及知情同意机制的不确定性，医疗数据在收集、使用、分析、共享等各个环节中都存在一定的信息安全风险。在数据收集过程中，技术提供者收集的健康数据可能超过所需数据的最小限度，导致数据过剩或侵害公众对个人数据的自主决策权。在数据使用过程中，非法使用个人健康数据或使用行为超出限度或未获得知情同意的使用都会引发严重的伦理、法律和人权问题。在数据分析过程中，数据保密是医疗实践中所公认的核心义务，但保密义务因各种原因难以履行常常导致健康相关的敏感数据的不恰当传输扩散。在数据共享的过程中，共享或传输个人敏感数据，可能会侵犯当事人的尊严或致使当事人面临隐私意外泄露、身份盗窃或其他类型的网络攻击等风险中。在医疗保健领域，患者健康数据被攻击不仅会侵犯患者隐私，甚至可能导致整个医疗系统的非正常运行或崩溃，进而因诊疗资源与优先顺序的不恰当分配造成患者受伤或死亡。

对于医学数据来说，我们仍然希望能在不损害隐私的情况下辅助治愈疾病。**一项可能的方法是去标识化，即去除个人的身份识别信息以便于医学研究人员使用这些数据造福大众。**但需要注意的是去标识化的方法以防止残存数据重新被标识。另一种可能的方法是聚合查询（aggregate querying），即不能访问数据库本身但可查询 API，有效查询语句将收到数据的汇总响应，包含数据的技术或均值。此外，还应注意多重查询时的去标识化，即防止使用不同的查询条件以缩小可能范围的情况。差分隐私（differential privacy）是更强的一种隐私保护，任一个体是否参与到数据库中都不会对所有人获取的答案造成明显差异，因此即使攻击者可以访问单独的数据库并可以使用多重查询，也无法重新识别数据中的任何个体。

从具体应用方面来讲，使用功能磁共振成像（fMRI）检测精神状态的能力提出了重要的伦理问题，这些问题在测谎的背景下已经凸显出来。许多研究已经研究了使用 fMRI 检测特定形式的指示说谎的能力，一些研究证明了在个体中准确检测说谎的能力。基于这些结果，至少成立了两家公司来销售 fMRI 测谎服务。然而，对这项研究进行的系统性回顾分析[29]得出的结论是，结果还远不能支持 fMRI 测谎支持者希望提出的主张。

欧盟委员会表示医疗人工智能存在七类风险：① 因人工智能错误导致患者伤害；② 医疗人工智能工具的滥用；③ 医疗人工智能中的偏见和不公平现象持续存在；④ 医疗人工智能系统透明度和信任的缺乏；⑤ 大数据和人工智能的隐私和安全风险；⑥ 人工智能问责制的空白；⑦ 真实世界实施医疗人工智能的障碍。归结来看，以上风险可以总结为患者健康风险、医学伦理风险、信息安全风险、责任缺失风险四类。

和其他医学原则一样，AI 在医学上的应用必须对患者有益且无害。然而，将队列研究得出的概率传递给患者个体，可能会为其带来虚假的绝望、虚假的希望或不确定性。运用不恰当的数据训练出的 AI 可能会带来错误的估计，无论乐观的或悲观的，从而导致不适当的干预或无效干预。个性化的概率可能一定程度地改善准确性和不确定性的问题。使用循环神经网络等 AI 技术从纵向数据中提取预后信息[30]有望达到这一目的。

总 结

神经科学和人工智能的最新发展使机器能够越来越准确地解码心理过程。神经伦理学家推测，完善这些技术可能会导致从侵犯隐私到增加自我理解的各种反应。神经解码技术的未来发展可能会对多个领域产生影响，包括个人责任、自主性和身份认同感等。

我们需要确保人工智能的开发和应用符合道德规范，并响应社会期望、法规和立法。缺乏监管可能对社会产生严重后果，但过度的监管则会阻碍人工智能发挥其作用。

佐治亚州理工学院（Georgia Institute of Technology）公共政策学院的研究人员于 2021 年 1 月发表了最近对人工智能伦理政策的评论[31]，他们确定了 2016—2019 年从 25 个国家指定的 112 份文件，其中规定了人工智能伦理原则、框架、政策和战略。这些文件由政府、公司和非政府组织出版，**这些文件涵盖的道德操守主题中排名前五（共 25 个）的是：① 社会责任；② 透明度；③ 偏见与公平；④ 隐私；⑤ 安全性和可靠性**。他们还发现，"公共和非政府组织文件在创建过程中更具参与性，更符合法律"，而"私营部门文件似乎更关注客户和客户相关的道德问题，这些问题有助于技术修复"。总体而言，该研究指出，随着公共和非政府组织部门倾向于未来的立法影响，所有部门的人工智能伦理期望都将大幅扩大。

然而，确保人工智能的开发和应用既合规又满足（甚至超过）社会的道德期望可能具有挑战性，人工智能研究界仍在努力解决可解释性、透明度、可重复性等概念在应用于机器学习系统时的操作意义。开发软件和系统以实现 AI 道德规范的工作也在进行中。例如，最近有一项研究确定并审查了最先进的技术[32]，以实现可解释的 AI（XAI），包括：① 面向特征的方法；② 全局方法；③ 概念模型；④ 替代模型；⑤ 基于局部像素的方法；⑥ 以人为中心的方法。实现改进人工智能伦理的另一个技术创新领域是隐私保护分析。最近发表了关于这个迅速兴起领域的评论论文，在改进识别和管理机器学习项目偏差的方法方面也有越来越多的工作和技术正在开展。

行善与不作恶，是我们在发展人工智能技术过程中始终需要牢记的！

参考文献

[1]　Olson J A, Landry M, Appourchaux K, et al. Simulated thought insertion: Influencing the sense of agency using deception and magic[J]. Conscious Cogn, 2016, 43: 11 – 26.

[2]　Scheunemann L P, Ernecoff N C, Buddadhumaruk P, et al. Clinician-family communication about patients' values and preferences in intensive care units[J]. JAMA Intern Med, 2019, 179(5): 676 – 684.

[3]　Glannon W. Neuroethics[J]. Bioethics, 2006, 20(1): 37 – 52.

[4]　Keskinbora K H, Keskinbora K. Ethical considerations on novel neuronal interfaces[J]. Neurol Sci, 2018, 39(4): 607 – 613.

[5]　Maslen H, Cheeran B, Pugh J, et al. Unexpected complications of novel deep brain stimulation treatments: ethical issues and clinical recommendations[J]. Neuromodulation, 2018, 21(2): 135 – 143.

[6]　Roberts M, Driggs D, Schönlieb C, et al. Common pitfalls and recommendations for using machine learning to detect and prognosticate for COVID – 19 using chest radiographs and CT scans[J]. Nature Machine Intelligence, 2021, 3(3): 199 – 217.

[7]　Floridi L. What the near future of artificial intelligence could be[J]. Philosophy & Technology, 2019, 32(1): 1 – 15.

[8]　De Fauw J, Ledsam J R, Romera-Paredes B, et al. Clinically applicable deep learning for diagnosis and referral in retinal disease[J]. Nat Med, 2018, 24(9): 1342 – 1350.

[9]　Berent I, Platt M. The true 'me' - mind or body?[J]. Journal of Experimental Social Psychology, 2021, 93: 104100.

[10]　Baselga-Garriga C, Rodriguez P, Yuste R. Neuro rights: a human rights solution to ethical issues of neurotechnologies[J]. Ethics of Science and Technology Assessment, 2022: 157 – 161.

[11]　Drozdal J, Weisz J, Wang D, et al. Trust in autoML: exploring information needs for establishing trust in automated machine learning systems[J]. arXiv, 2020.

[12]　Adadi A, Berrada M. Peeking inside the black-box: a survey on explainable artificial intelligence (XAI)[J]. IEEE Access, 2018, 6: 52138 – 52160.

[13]　Frosst N, Hinton G. Distilling a neural network into a soft decision tree[J]. arVix, 2017.

[14]　Li Y, Richtarik P, Ding L, et al. On the decision boundary of deep neural networks[J]. arXiv, 2018.

[15]　Zhang Z, Beck M W, Winkler D A, et al. Opening the black box of neural networks: methods for interpreting neural network models in clinical applications[J]. Ann Transl Med, 2018, 6(11): 216.

[16]　Lundberg S M, Lee S I. A unified approach to interpreting model predictions[J]. Proceedings of the Conference on Neural Information Processing Systems, 2017, Long Beach, CA, USA.

[17]　Whelan R, Watts R, Orr C A, et al. Neuropsychosocial profiles of current and future adolescent alcohol misusers[J]. Nature, 2014, 512(7513): 185 – 189.

[18]　Koutsouleris N, Dwyer D B, Degenhardt F, et al. Multimodal machine learning workflows for prediction of psychosis in patients with clinical high-risk syndromes and recent-onset depression[J]. JAMA Psychiatry, 2021, 78(2): 195 – 209.

[19]   Karches K E. Against the iDoctor: why artificial intelligence should not replace physician judgment[J]. Theor Med Bioeth, 2018, 39(2): 91–110.

[20]   Kant I. Critique of the power of judgment[M]. 2000, New York: Cambridge University.

[21]   Nemrodov D, Niemeier M, Patel A, et al. The neural dynamics of facial identity processing: insights from EEG-based pattern analysis and image reconstruction[J]. eNeuro, 2018, 5(1) ENEURO. 0358–17. 2018.

[22]   Fernandes O Jr, Portugal L C L, Alves R C S, et al. Decoding negative affect personality trait from patterns of brain activation to threat stimuli[J]. Neuroimage, 2017, 145(Pt B): 337–345.

[23]   Moses D A, Leonard M K, Makin J G, et al. Real-time decoding of question-and-answer speech dialogue using human cortical activity[J]. Nat Commun, 2019, 10(1): 3096.

[24]   Olson J A, Cyr M, Artenie D Z, et al. Emulating future neurotechnology using magic[J]. Conscious Cogn, 2023, 107: 103450.

[25]   Boon I S, Au Yong T P T, Boon C S. Assessing the role of artificial intelligence (AI) in clinical oncology: utility of machine learning in radiotherapy target volume delineation[J]. Medicines (Basel), 2018, 5(4): 131.

[26]   Gunasekeran D V, Tseng R, Tham Y C, et al. Applications of digital health for public health responses to COVID–19: a systematic scoping review of artificial intelligence, telehealth and related technologies[J]. NPJ Digit Med, 2021, 4(1): 40.

[27]   Chang M, Canseco J A, Nicholson K J, et al. The role of machine learning in spine surgery: the future is now[J]. Front Surg, 2020, 7: 54.

[28]   Andaur Navarro C L, Damen J A A, Takada T, et al. Risk of bias in studies on prediction models developed using supervised machine learning techniques: systematic review[J]. BMJ, 2021, 375: n2281.

[29]   Greely H T, Illes J. Neuroscience-based lie detection: the urgent need for regulation[J]. Am J Law Med, 2007, 33: 377–431.

[30]   Reddy B K, Delen D. Predicting hospital readmission for lupus patients: an RNN-LSTM-based deep-learning methodology[J]. Comput Biol Med, 2018, 101: 199–209.

[31]   Schiff D, et al. AI ethics in the public, private, and NGO sectors: a review of a global document collection[J]. IEEE Transactions on Technology and Society, 2021, 2(1): 31–42.

[32]   Angelov P P, Soares E A, Jiang R, et al. Explainable artificial intelligence: an analytical review[J]. WIREs Data Mining and Knowledge Discovery, 2021.

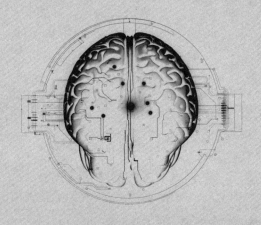

第六章

人工智能的未来展望

人工智能是 20—21 世纪伟大的发明之一，它的灵感来源于我们神奇的大脑，通过模拟大脑的运行方式，人工智能正在飞速向着成为"另一个我"的方向发展。现在，人工智能已经融入了我们的生活，从自动驾驶到智能家居，再到医疗保健，AI 已对我们的生活产生了深刻的影响。作为对专业度要求极高的职业之一，医疗行业也正在向 AI 慢慢张开双臂。

医疗人工智能泛指一切应用于医疗保健领域的人工智能技术，涉及生物医学研究、临床实践及医疗保健管理等各个环节。它的整体目的是通过人工智能技术提高临床医生的效率、节省进行非必要重复性工作的时间、改善医疗诊断和治疗以及优化人力和技术资源的分配。与一般的医疗辅助设备不同，基于机器学习的医学人工智能可以从大量的诊疗数据及临床研究数据中进行学习，并不断改进、优化，进而输出更准确可靠的结果。人工智能的设计（AI design）通常由人工智能开发人员和医疗领域的临床专家通力合作来完成，有时也会有患者和其他领域的专家加入。人工智能开发人员根据所掌握的训练和验证数据来构建人工智能模型，并进行评估。使用不同于训练和验证数据的测试数据对人工智能模型进行评估可以实现模型的优化。此外，还将从利益相关者的视角出发对人工智能工具进行不同方面的评估。若评估结果令人信服，则人工智能工具将被验证、批准，然后在实践中部署（AI deployment）。

未来的人工智能会是什么样子的？它会为医学研究和医学服务带来帮助还是灾难？它会成为另一个"医生"吗？它会止步于成为

另一个"医生"吗？本章聚焦于人工智能的未来，尤其是医学人工智能，从医务工作者的视角来讨论对于人工智能的认知和观点，汇总医学人工智能的前沿发展及遇到的挑战，并展望未来人工智能的愿景。

来自临床医生的观点

从专业的临床医生的角度来看，对于人工智能最大的关注是它的可解释性，这是医务工作者对其产生足够信任的基点，也是后续推广需要解决的问题之一。虽然可解释的人工智能（explainable artificial intelligence，XAI）有望成为医疗保健中颇具潜力的解决方案，但开发人员和临床医生如何解释 XAI，以及他们可能存在哪些相互冲突的目标和要求尚不清楚。以一个研究为例。为了探索临床医生和 XAI 开发人员之间心智模型（mental models）的区别，研究人员采访了在瑞士一家大型医院神经重症监护病房工作的 112 名临床医生和护士以及包括一名数据科学家、一名高级产品设计师和可视化专家以及两名高级软件工程师在内的几位 XAI 开发人员。这些研发人员参与设计了一种基于机器学习的预测动脉瘤性蛛网膜下腔出血患者的迟发性脑缺血的临床决策支持系统（DCIP）[1]。结果发现，医务工作者和开发人员的心智模型存在以下 3 个主要区别。

首先，两者的目标不同。医务工作者关注的是模型的临床合理性，而开发人员则关注模型的可解释性。临床医生认为，处在高风险的环境下并需要快速做出决策时，不允许广泛的系统交互或使用高级分析工具。正如一位接受访谈的医生所说："当 DCIP 给我一个更高的风险评分时，我必须能够在几分钟内看到结果是否有意义，以及我是否需要紧急给患者行 CT 检查和必要的紧急干预措施。我们没有太多时间可以浪费在检查更多的细节上。这些蛛网膜下腔出血患者的情况随时可能变得更糟。"当对比开发人员和临床医生对 XAI 基本目的的理解时发现，开发人员认为，临床医生必须能够理解模型在做什么才能够提高模型的可解释性。然而对临床医生来说，当被问及他们如何理解 DCIP 原型上显示的信息时，一位主治医生表示："模型中有些数值帮助我明白了是什么导致了基线风险的增加，但是我并不需要知道信息的全部，我不是数学家，我需要知道的是这些结果在临床上是否存在意义。例如，当我看到某一天迟发性脑缺血（DCI）的风险很高时，我想知道我们那天做了什么？比如我们做了 CT 扫描，我想知道患者是否真的患上了 DCI？如果我使用了降低颅压的甘露醇，DCI 的风险是否会下降？我需要知道这些信息才能信任 DCIP。"

其次，两者获得真相的来源不同。开发人员倾向于依赖数据作为决策的最可靠来源，因为"模型选择了最相关的因素来做出准确的预测"，然而，临床医生将这些数据驱动的预测视为"只是拼图的一部分"，他们更多关注的是患者特定的信息来源。特别是，临床医生聚焦在将来自 DCIP 的数据与不可量化的信息片段结合起来，如瘫痪、失语、意识下降等神经缺陷生理表现。正如一位主治医生解释的那样，这一重要信息只能通过直接检查患者来收集："DCIP 无法看到、听到或触摸到患者。如果患者不能再移动他的手臂，这可能是一个非常重要的临床体征。但 DCIP 看不到这些从体格检查中获得的临床相关信息。"另一位住院医生通过建议指出了该信息的重要性:"如果我们可以在此处输入来自体格检查的信息,我们就可以看到神经功能缺损如何与系统中的其他数据相结合。"

再次,两者探寻方向不同。对于开发人员而言,机器学习的主要好处和基本目的是发现数据中的未知模式来学习新事物,而临床医生则表示,只有当系统依赖于从临床研究和循证医学中获得的既定知识时,他们才会相信该系统。从决定模型中应该包含哪些标志物到如何信任该系统,研发人员和临床医生之间的对立心态在 DCIP 整个设计过程中变得很明显。正如一位住院医生所说:"当我看到巴罗神经学研究所评分(Barrow neurological institute grading scale,BNI)与DCI 相关时,我认为这是有道理的,因为它与 DCI 的关系已经在循证医学中被建立了。然而,当我看到白细胞升高与 DCI 的关系时,我想知道这是正确的吗?因为我不知道白细胞数量与 DCI 之间的这种关系,所以我认为它可能只是一种随机的相关。"另一位主治医生也反映了同样的问题:"如果某个生物标志物反复出现,但文献中并没有关于该标志物与 DCI 相关的证据,我就很难相信 DCIP。但如果机器确实是正确的呢?我们就会发现一种新的生物标志物,研究它的潜力是巨大的。"

对于开发人员而言,提高模型的可解释性对于评估模型的可靠性和消除偏见至关重要。对于临床医生而言,尽管他们对 DCIP 持积极态度,并且在研究开始时同意开发人员提出的 XAI 的重要性,然而在与 DCIP 原型交互时,已建立的 XAI 解决方案对临床却没有多大帮助。**临床医生正在试图寻找模型结果的临床合理性**。为了做到这一点，他们将模型输出与从电子病历（EHR）系统中收集到的患者特定背景信息联系起来，并观察患者临床症状的表现。此外，**增加系统的交互性也至关重要**。例如，临床医生从集群患者数据中接收队列级别的证据（如将同一年龄组的患者进行比较）探索系统会很有帮助，这种交互式设计有望解决临床医生对临床合理性的需求。此外，还需要特别注意的是，在NICU这样的快速移动和高风险环境中，临床医生进行此类交互的时间将会非常有限。

DCIP的例子是目前临床工作者与计算机科学家在人工智能研发的过程中存在理解与沟通偏差的缩影和代表。目前，AI开发人员与临床医务人员的这种对立的心态以及与XAI目标和要求相关的差异阻碍了机器学习在临床环境中的成功实施。我们需要记住的是，人类具有确认而不是否定先验知识的倾向，这一点在行为研究中得到了很好的证实，并且通常非常有用，尤其在医疗这样的高风险环境中。然而，这种趋势的弊端在于可能存在偏差的风险以及错过机器学习带来的好处，如从大数据中获得新见解和提高决策速度。开发人员需要教临床医生如何在探索和开发思维之间切换，以帮助他们根据不同用途和专业知识水平调整系统交互。

人工智能的最新应用领域

目前，全球人工智能产业主要集中在 AI 的垂直领域、大数据、语音、视觉、生物特征识别、自然语言处理以及智能机器人等领域。人工智能目前已逐渐融合入医学研究及新药研发、辅助诊断及治疗、精准医疗、康复医疗及健康管理、可穿戴设备、医院管理以及互联网医疗。

医学人工智能的最新应用

■ **慢病管理：**糖尿病是一种常见的慢性病，妥善的管理对于改善预后有着重要的作用。人工智能在糖尿病中的应用可以为这种慢性病的诊断和管理带来革新，使越来越多的患者被授权进行糖尿病的自我管理，也令患者和医务人员都从对临床决策的支持中受益。随着技术的日益进步，人工智能参与的综合管理有助于优化糖尿病的资源利用，节省时间和成本。

目前，机器学习的原理已被用于算法的构建，已被使用的过程包括支持向量机、人工神经网络（ANN）、朴素贝叶斯、决策树、随机森林（random forest）、分类和回归树（classification and regression trees）以及

$\varkappa$-近邻算法（$\varkappa$-nearest neighbor）。这些原理支持了对糖尿病及其并发症的风险预测模型的开发。数字疗法也已被证明是糖尿病管理中针对生活方式的既定干预措施。人工智能技术已可以允许对患者的症状和生物标志物进行连续且无负担的远程监控。将人工智能引入糖尿病护理的范式转变，可以将传统的管理策略转变为建立有针对性的数据驱动的精准护理。此外，社交媒体和在线社区也提高了患者对糖尿病护理的参与度。

具体而言，人工智能在糖尿病的护理中主要包括视网膜自动筛查、临床决策支持、预测性进行人群风险分层，以及患者自我管理程序。四个关键领域的应用。

- **自动视网膜筛查**：据报道，人工智能自动筛查视网膜的敏感性和特异性分别为 92.3% 和 93.7%。患者对自动筛查的满意度也很高，96% 的患者表示对这种方法感到满意甚至非常满意[2]。其他研究已经使用卷积神经网络（CNN）在有限的数据集上进行了训练，生成了出血、微动脉瘤、渗出物、新生血管形成等病变以及视网膜正常外观的特异性概率图[3]。美国食品药品管理局（FDA）已批准了一种使用人工智能算法的设备 IDx-DR 的使用。该设备可以被用于分析数字视网膜图像并帮助早期发现糖尿病视网膜病变。目前，美国糖尿病协会（ADA）已经认识到使用自主人工智能检测糖尿病视网膜病变和黄斑水肿的临床价值，因此正在支持在糖尿病护理中使用 AI。使用人工智能早期检测糖尿病视网膜病变是一种具有成本效益的替代方案。它可以减少与糖尿病相关的眼科并发症，并且可以预防失明。使用基于图像的视网膜变化结合糖尿病足溃疡筛查可避免转诊到专业护理人员或机构的延误，并通过早期而及时有效的干预措施来提高患者的生活质量。

■ **临床决策支持**：目前已开发出基于监督学习的临床决策支持工具来预测 2 型糖尿病患者开始使用胰岛素后的短期和长期糖化血红蛋白（HbA_{1c}）反应。这些工具也有助于确定可能影响 HbA_{1c} 反应的临床变量。据报道，基于基线 HbA_{1c} 值和估计肾小球滤过率的广义线性模型能够可靠地预测胰岛素启动后的 HbA_{1c} 反应。在糖尿病等慢性病管理的过程中，药物依从性是决定患者长期预后的一项重要决定因素。针对这样的需求，基于机器学习的更加直观的方法已经被开发，用于制订药物依从性干预措施，并预测糖尿病的住院风险。在一项回顾性队列研究中，机器学习得出的依从性阈值为 46%～94%，这是区分全因住院风险的最大依据。这项研究证实了根据患者特征和药物复杂性预测依从性阈值的可变性[4]。

■ **预测性人群风险分层**：机器学习程序可根据遗传和代谢因素识别糖尿病高风险人群。来自 68 994 名健康人和糖尿病患者的数据已被用作使用决策树、随机森林和神经网络高精度预测糖尿病的训练数据集（所有属性的准确度 =0.808 4）[5]。此外，利用大数据分析建立的预测模型可以评估糖尿病患者发生长期（如视网膜、心血管和肾脏）以及短期（如低血糖）并发症的可能性，还可以预测妊娠期糖尿病患者患上 2 型糖尿病的风险。此外，经过训练的移动应用程序可以解释足部图像，现已成为对糖尿病足溃疡患者进行随访的有用工具。此外，先进的分子表型、基因组学、表观遗传学以及数字生物标志物、微生物标记基因等均可用于预测糖尿病发展的可能性，并指导糖尿病患者的治疗。例如，全基因组关联研究已经确定了 400 多个糖尿病遗传易感性的信号，卷积神经网络模型也已经在多个全基因组映射和调控表观基因组注释上进行了训练，将可用于胰岛预测调节变异以改善与糖尿病相关的信号。

- **患者自我管理工具**：人工神经网络已被建立以分析不同的信息并构建个性化的解决方案。支持向量回归（support vector regression，SVG）等其他技术目前已被应用于构建低血糖预测因子等糖尿病护理中。当患者血糖水平极低时会产生预防性干预警报，这在糖尿病护理中得到了广泛的应用。由人工智能带来的远程医疗也彻底改变了传统的糖尿病管理模式，它不仅减少了随访时间，也可以更加实时地监测患者的血糖状态和整体健康状况，并提高患者的用药依从性，使医疗资源得到了优化分配。

数字平台允许对糖尿病患者进行有针对性的健康宣教，从而提高对于相关知识的认识。患者可通过网络程序或智能手机应用程序获得有关饮食习惯和活动模式的知识。人工智能还允许糖尿病患者每天制订饮食计划和作息时间表，决定饮食和活动。应用程序也已被用于患者评估食物摄入的质量和卡路里值。通过这样的方式，患者可以在一定程度上进行自我干预。可穿戴设备每日跟踪日常活动水平（如记录步数以及其他活动的时间和强度），激励个人将有针对性的活动纳入常规，以预防包括 2 型糖尿病在内的慢性病。此外，从数字疗法的应用前景光明。例如，在一项为期 12 周的干预研究中，118 名 2 型糖尿病患者通过应用程序接受了数字干预，并以每 2 周一次的电话辅导形式接受了数字化的专业人工支持。干预的目的是评估向植物性饮食和定期锻炼的可持续性转变。共有 57% 的参与者在 12 周干预结束时实现了 HbA_{1c} 降低和（或）糖尿病药物使用减少的目标[6]。此外，机器学习已被应用于创建血糖变异性的自动筛查。

人工智能在糖尿病护理中的应用存在几个局限性。荟萃分析结果显示，相较于年龄较大的患者，年轻患者能够从移动应用中获得更大的益处。如何改善应用，或进行更定制化的应用以在覆盖的人群中起到相似的效果是未来研究的方向之一。如其他基于数据训练的医学人工智能一样，AI 的准确性依赖于大量高质量数据来构建适当的算法并生成有影响力的解决方案，以及不断的监督和校正。因此，寻找更适合的数据收集策略，以及临床医学专家定期的改进和监督也是医学人工智能未来发展需解决的问题之一。此外，也需要更多前瞻性的验证来证明当前模型和应用对糖尿病长期护理的安全性和有效性。从软硬件的层面来说，由于设备和应用程序的不断增加，对它们的更新和兼容成为糖尿病慢病管理中常见的障碍。此外，对数据安全性的担忧也限制了这些技术在糖尿病慢病管理中的推广应用，未来的发展方向也包括这些问题的解决。

整体来说，从医疗体系的角度，人工智能在创建慢性疾病的管理系统方面将发挥巨大的作用，它可以改善医务人员的工作流程，并促进患者与医务人员和医疗机构的互动。

■ **在生殖学方面的应用：**人工智能可成为体外人工授精（IVF）管理、决策以及结果预测的工具。在早期胚胎活力评估（EEVA）中，可以使用细胞跟踪软件来测量细胞分裂的时间间隔直至胚胎超过 4 个细胞。细胞数量、卵裂球的大小、位置及形状的信息以时间函数的形式传递给预测模型，即可通过分析 3 天前的延时胚胎图像来预测 5 天后的形态。根据形态学的参数来预测囊胚形成具有较高的准确性。根据深度神经网络评估胚胎质量，其在测试中的曲线下面积（AUC）可达 97.53%[7]。目前已开发一些人工智能方法通过对全节段和镶嵌节段的变化以及染色体整倍 / 非整倍体的识别来对胚胎进行植入前的非整倍体检测。也有研究团队尝试训练模型来通过原始延时视频识别胚胎的倍性状态。使用胚胎图像数据集训练 AI 进行统计建模或深度学习，可以实现胚胎的自动化植入。

在不孕不育症的诊治方面，可以通过提供数据驱动的治疗策略来协助咨询。人工智能已被用于选择具有高植入潜力、整倍性状态的胚胎，以预测后期胚胎发育、预测短期发育轨迹、提高妊娠率和活产率。在推荐体外受精之前，实验室可以使用经过电子健康记录训练的模型来预测配子活力、子宫健康以及宫内受精治疗的潜力。此外，根据不孕夫妇的医疗记录，使用随机森林模型可以自动识别与较好的妊娠结果相关的指标。机器学习可以制订激素刺激的策略以及评估卵泡生成，从而使患者得到更好的检测，并优化体外受精治疗的前期阶段。在 IVF 过程中使用计算机决策支持系统和预测分析算法已经可以较准确地进行以卵巢刺激的日常辅助管理[8]。这些数据驱动的方法还可以在控制卵巢刺激期间预测单卵泡追踪的最佳时机及辅助推理体外受精刺激周期，提高正常受精卵以及可用囊胚的产量[9]。

■ **在眼科中的应用**：深度学习对糖尿病视网膜病变和年龄相关性黄斑变性（AMD）的检测具有较高的准确性[10]。此外，机器学习对青光眼、眼肿瘤学以及早产儿视网膜病变也均有较高的检测能力。虚拟操作平台，如著名眼科手术模拟器 Eyesi，已成为眼外科教育的支柱。将 Eyesi 模拟器引入住院课程后，白内障手术并发症的发生率显著降低[11]。此外，Genentech 公司也通过虚拟现实头盔来教外科医生如何放置和重新填充端口传输系统。人工智能模型可以在虚拟现实中学习外科医生的决策，继而将这些经验应用到现实场景中。在现实操作中，光照变化、运动模糊、阴影及手术视野变化等情况发生时，很难进行仪器跟踪。仪器检测和跟踪同框、器械建模后进行每个部分的单独检测等方法的出现正逐渐解决这些问题。在最近的研究中，研究人员已经可以使用带有空间变压器网络的卷积神经网络（CNN）来实时跟踪视网膜手术仪器[12]。利用类似模型，在手术中可以准确识别白内障的手术阶段，平均实时识别率可达 96.5%[13]。使用仪器跟踪结合集成显微光学相干断层扫描（OCT）可以帮助初级医生在超声乳化术中渗入白内障核内。集成到仪器尖端的 OCT 还可以用于视网膜表面的检测甚至震颤补偿。

此外，AI 还可以参与白内障的术前规划。通过将现有共识的理想部分引入人工晶状体"超级公式"，帮助医生根据轴长、角膜功率和前房深度的典型值和非典型值选择合适的人工晶状体。深度学习特别是 CNN 技术已被应用于近视的图像相关应用，如通过眼底成像可以预测屈光不正、晶格变性的识别以及利用超宽视野眼底图像检测视网膜破裂。

■ **口腔颌面部放射学中的应用**：口腔颌面疾病在世界范围内广泛流行并构成重大健康问题。早期诊断和及时有效的干预对于成功管理疾病以及预防进一步的并发症方面至关重要。在口腔科中使用人工智能进行图像分析已可实现牙齿的分割和定位、骨质量的评估，以及头部测量的定位、颌面囊肿和（或）肿瘤的分类和分割以及牙周炎和根尖周炎的鉴别等操作。基于卷积神经网络的深度学习系统已经被应用于口腔科领域，并已成功开发了基于三维和二维的锥形束 CT（conebeam computed tomography，CBCT）图像。深度学习已被应用于 CBCT 图像和全景图像牙齿的检测和分类[14]。当对牙齿进行分类时，其自动输出可以帮助牙医做出临床决策，并通过自动填写数字来减少绘图时间。人工智能平台还可以被用于隐形牙套的评估，牙科医生可以在家中通过远程咨询的方式与佩戴牙套的患者进行交流，让患者了解自己的口腔和牙齿矫正状态，并保持良好的医患互动和关系[15]。

　　牙周炎是一种常见的牙科疾病，影响着世界上 20%～50% 的人口。其主要原因是口腔卫生不良导致的牙菌斑堆积，随着时间推移会损害牙槽骨导致牙齿脱落，影响咬合功能。在牙科实践中，提高牙周炎患者对口腔护理行为的依从性对于减少牙周炎治疗期间的牙菌斑至关重要。人工智能监测系统的应用不仅大幅提高了医患沟通的效率，还可针对患者的病情量身定制建议和提醒，从而增加患者的参与度、便利度及治疗和随访的依从性。患者在家中进行扫描后可以在智能手机的应用程序上查看扫描图像，通过监测接受抗凝治疗的患者是否正在服药，帮助医护人员提醒患者服药，从而增加患者对抗凝治疗等的药物依从性。另外，相较于传统的健康教育传单，通过量身定制的个体化口腔健康教育更有效地改善了患者的个人卫生行为。总体来说，家庭 AI 辅助监测系统可以有效地改善牙菌斑控制、牙周袋探测深度（PPD）及临床附着丧失（CAL）的程度[16]。此外，最近开发的基于深度学习的混合方法已经可以对牙周炎进行自动分期。基于深度学习的计算机辅助诊断（CAD）在牙周炎牙周骨丢失的自动诊断和根据牙槽骨丢失量进行牙周炎分期方面均显示了较高的准确性和可靠性。

除上述应用外，人工神经网络系统可评估 MRI 影像中口腔鳞状细胞癌的颈部淋巴结转移。绝经后女性的骨质疏松可通过下颌皮质宽度的减少和下颌下皮质的侵蚀程度来确定。人工智能模型有望在临床上用于骨质减少和骨质疏松的诊断。基于时滞细胞神经网络（delayed cellular neural network，DCNN）的 CAD 系统可以为牙医提供早期检测骨质疏松症的信息[17]。

制订诊断和治疗计划所需的大量信息是很难用人类大脑记住和处理的。因此，ChatGPT 等人工智能系统可以在分析患者各项数据（包括症状、病史、临床表现和用户输入的成像结果）方面发挥关键性作用，从而使牙科医生更容易制订诊断和适当的治疗计划。较新版本的 GPT4.0 甚至可以解释基于图像的信息，从而为利用临床图片进行诊断提供了更广阔的范围。通过提供专家知识，人工智能可作为口腔疾病临床决策支持系统以及对牙科医生的专业指导。这对于诊断罕见口腔疾病方面经验有限的从业者来说尤为重要。除了协助临床医生，它还可以根据患者的互动引导患者寻求牙科专业人士的帮助，从而促进疾病的早期发现。由于语言模型提供的个性化健康建议，ChatGPT 的可靠性要好得多。

人工智能诊断口腔疾病的一个重要考量是，学习过程需要基于专科医生的准确读数来提炼数据。然而，因为观察者在经验和技能上的差异，龋齿诊断的准确性因观察者的能力不同而不同。因此，AI 在这方面的整体能力取决于标注数据的准确性。

- **罕见病：** 大数据如何使罕见病受益？如果没有表型信息，基因组数据将无法解释。SimulConsult 是一个基于机器学习的平台，可以帮助诊断儿童神经病学中的罕见病症，有时会产生意想不到的结果。该模型基于大量数据，但仅代表可用信息的一个子集。人工智能现在可以快速识别、提取、理解和整合多个来源的数据，诊断评估的所有组成部分（人口统计学、病史、检查、影像学、实验室测试、基因组数据）都有助于为决策支持量身定制输出。癫痫发作预测和脑肿瘤分类已经受益于这种方法。临床诊断通常是假设驱动的，许多可用信息因无关紧要而被丢弃，然而，这种"自上而下"的问题解决方法容易受到认知偏差的影响，而完全"自下而上"的方法将测试所有数据点的相关性，不丢弃任何信息，允许出现新的表型，识别新的关联，并揭示未知因素。决策者往往没有时间或没有计算资源来完成这些艰巨的任务。

- **急诊中的应用：** 医院急诊普遍存在患者多且危重，专科医生不足等情况。深度学习算法使用急诊数据库来建立决策系统，从而对患者进行预检和病情评估。通过大量的数据训练，目前机器学习已经可以较准确地预测格拉斯哥昏迷评分和血氧饱和度，并自动识别危重患者。这对于争分夺秒的急诊工作尤为重要，因为可以根据情况的仅仅程度排列优先级，从而更好地为患者进行就诊排序，使患者得到更有效而及时的治疗。但因为急诊患者的情况复杂且可能病情危重，人工智能在急诊的使用还需要更多不同种类的大样本、高质量数据训练及专家不断的审查和校正。

■ **可穿戴设备**：可穿戴设备通常是个人佩戴的传感器，可以以手表、手环、珠宝、鞋子、衣服等多种形式存在，用于收集和分析生物标志物或生物信号，如心率及心律、体温、呼吸、血氧饱和度、身体活动、睡眠模式和睡眠质量等。重要的是，它可以连续监测这些指标，这对于纵向研究和观察有着重要意义。

大体来说，可穿戴设备分为体上设备（on-body devices）、近体设备（near-body devices）、体内设备（in-body devices）以及电子纺织品（electronic textile）。体上设备是直接固定在身体／皮肤上的设备，近体设备是固定在身体附近但不与身体／皮肤直接接触的设备，体内设备是指入式的电子设备，而电子纺织品是集成电子部件的纺织品。可穿戴 AI 是与 AI 配对的可穿戴设备，它可以分析大量可穿戴设备的数据并提供个性化反馈。Meta 分析显示，可穿戴 AI 在抑郁症的检测方面具有良好的表现，能够在 70%～89% 的病例中正确识别抑郁症和非抑郁症的患者。并且，人工智能在检测出非抑郁症患者（73%～93%）方面比检测出有抑郁症患者（61%～87%）的性能更高一些。此外，人工智能手机现在还可以进行心房颤动、糖尿病视网膜病变、血糖以及肠道微生物群等的监测。在未来，人工智能和多模态数据指导个性化饮食是虚拟医疗的一个方向。

目前，医院也已经开始开发虚拟参与远程患者监测设备的流程。这些设备使患者在生活在自己熟悉而舒适的家的同时可以与医生进行多种形式的沟通，解决方案会被发送至当地的医院，减少了对高年资专科医生，如放射科医生，现场指导的需求。

■ **医学大数据的应用**：人工智能可以减少医生进行重复性操作的

时间，减轻工作量，降低医疗成本，并使医生能够用更多时间来从事需要更高专业度且不可替代的工作。重要的是，人工智能不仅可以模仿人类智能执行任务，还可以结合大数据库进行学习，使机器通过计算进行自我学习进而做出决策。目前，医学大数据主要来源于临床门诊数据（如电子医疗记录及影像学资料等）、医药研发数据（如临床实验、数据库的筛查等）、医患投诉与费用（如医疗服务费、补偿费等）、患者行为与情绪数据（如患者行为表现、购物记录、健身信息等）、环境数据和社会经济数据集人口数据，以及基因序列数据集蛋白质组数据。这些数据是医疗人工智能研发的重要依仗，为模型的训练、验证和校正提供了数据集。开发出的人工智能反过来也可用于对这些医学数据的深度挖掘，从而筛选备选目标或发现新规律。

■ **药学：**人工智能可以指导药物的化学合成、多维描述辅助数据、增强药理化学理论以及靶向挖掘新化合物，也可以通过有限的数据来进行元学习以提高药理研究的效率。通过深度学习算法进行的小分子药物设计已经开发出新型盘状蛋白结构受体抑制剂，这个药物的开发对于纤维化疾病的预防和治疗有着重要意义。此外，人工智能还可以对已有药物进行二次挖掘。AI 辅助药物研发可以提高研发效率并降低成本。在未来的医药研发中，人工智能起到不容忽视的作用。

在许多情况下，一种药物不能针对所有必要的干预点。在癌症中，经常会有患者同时具备一个基因组特征内包含的五种以上的分子畸变。对于药物，目前可以使用数百种 2D 和 3D 药物分子描述符，也可以获得与患者遗传／蛋白质组学和代谢组学图谱相关的大型数据集。在疾病进展过程中，基因图谱可能会发生变化。因此，为每个患者优化药物组合的能力需求正迅速超过医生的理解和能力，而人工智能在这个领域具备巨大的潜能。

■ **临床检验：**目前，人工智能已展现了在临床检验中可能发挥的作用。对于血液的研究显示，AI可以自动识别血细胞的形态。使用神经网络对血细胞图片的形态进行识别和分类，其表现展示了较高的敏感性、特异性以及准确率。AI对镰状红细胞和小球形红细胞的识别率达100%，对于椭圆形红细胞的识别率达98%。利用CNN算法对急性淋巴细胞白血病进行检测，其准确率可达99.5%，敏感性可达100%，特异性达98.11%。将CNN与XGBoost结合鉴别再生障碍性贫血与骨髓增生异常综合征，敏感性可达100%，特异性达96.2%。

神经网络模型还可以对尿液检查中的尿沉渣进行识别，预测尿液中的不同细胞成分，并诊断特定疾病的异常尿液结果。人工智能同样可以进行微生物的识别。通过CNN技术，对革兰阳性球菌和革兰阴性菌进行分类的准确率达94.9%。使用卷积算法还可以识别霉菌，而向量机算法还可以自动识别阴道分泌物的革兰染色。相较于血液和尿液，粪便的成分更复杂，对其的识别也更困难。近年来，CNN技术也可以成功建立粪便中的肠道微生物模型，并且能较准确地识别寄生虫。这些技术的产生极大地减少了工作量。

在未来，检验数据结合临床信息来进行疾病预测、制作预警模型可能会是更受临床医生欢迎的发展方向。

■ **云AI：**云计算使用户进入可配置的计算资源共享池中，从而提供更高效便捷的信息服务。人工智能和机器学习对内存和存储空间有着很高的要求，而云计算使数据可以更方便的汇总和储存。云人工智能平台的开发可以协助医疗。例如，Zebra Medical Vision Ltd、Arterys 和 VIDA Diagnostics 均提供云 AI 服务以帮助肺部疾病、心脏成像处理、肝脏成像及骨骼健康的分析。

医疗机构建立人工智能的员工队伍将创造出一种使用人工智能来提高效率、质量和结果的文化。在正确使用的情况下，AI 应用程序可以补充医生的能力，从而更高效、准确和快速地诊断、监督和治疗患者。随着该技术在世界各地的普及，更多的医生和患者将更多地了解其价值，并将继续寻找方法，将更多的 AI 工具纳入不断增长的医疗市场。虽然 AI 在未来的医药研究领域起到举足轻重的作用，但它仍处于起始阶段。医学相关的算法尚不成熟，因此存在系统故障和算法错误的风险，可能造成临床评估、诊断和治疗的误判，从而造成决策错误。因此，医学 AI 的安全性有待进一步提高。目前，AI 辅助医疗工作的法律法规尚不健全。当出现由此产生的医疗纠纷时，尚无法进行合理的权责分配来保护医患双发的权益。

医工融合领域的应用

机器学习和神经科学的一个潜在的融合点是空间导航。从神经科学的角度来看，能够积极探索世界可能是生物体具备进化优势的关键因素之一。探索触发了预测、注意力、学习和记忆等认知过程的发展。例如，有假说认为，涉及内嗅皮质和海马体的记忆处理机制是从计算空间地标关系和跟踪身体活动的机制进化而来的。更重要的是，在顶叶和内嗅皮质中以这样的计算方式进行位置的神经表征已被提议作为跨新皮质实施的通用机制来表示对象间的空间关系，并作为许多概念性"空间"的通用机制。因此，通过了解空间导航是如何在生物系统中进行的，我们可以了解潜在的认知过程。这些认知过程也是智能行为的重要组成部分，可能会进一步推进人工智能的发展。

认知地图理论认为，大脑会创建用于导航的环境空间表征或模型。这些空间神经表征可以被解释为知道动物去过哪里，现在在哪里以及它打算去哪里。这一理论得到了实验的支持。需要啮齿动物或人类解决从当前位置到目标位置的不可见的导航任务，导航到精确的"隐藏"位置可以通过参考远处的地标（即非自我中心参考系），或通过参考一个人的身体方向与其他相关线索来执行到达目标的一系列行动（即自我中心参考系）。理论工作表明，非自我中心和自我中心参考系可以按顺序运行，以便解码信息来确定主体在环境中的自我中心取向，反之亦然。例如，从非自我中心到自我中心的转变可能允许受试个体在城市中的特定交叉路口选择一个动作，如左转、右转或直行等。此外，动物也可以通过使用自我运动线索，如前庭系统、本体感受、光流（optic flow）等合称为路径整合或航位推算的方法来定位它们的位置并产生到目标位置的轨迹。虽然许多发现是在大鼠迷宫导航中观察到的，但所涉及的大脑区域与人类大脑区域是相似的，因此这些区域不仅对导航很重要，对人类的学习和记忆也很重要。

需要注意的是，准确的导航通过几种不同的策略到达目标位置。它可以遵循标记目标位置的感官提示，或遵循确定的动作序列（即路线），或通过遵循空间的内部表征来确定前进的方向（即地图）。根据策略的不同，需要多个认知过程或它们的组合，因此涉及多个大脑区域的协调。此外，空间导航涉及多个认知过程，这些过程对广泛的智能行为至关重要。例如，空间导航与记忆和学习、计划、注意力和决策等密切相关。

空间导航被提出遵循两种不同的互补学习策略，这些策略反映了其在海马体和纹状体中被计算的过程。简而言之，当涉及纹状体时，局部和增量强化学习规则有助于基于自我中心的信息对空间导航任务的后续学习。在这种类型的导航中，皮质和基底神经节之间的环路支持了刺激反应关联和程序记忆，这与基于路线或线索的导航相关联。相反地，当涉及海马体时，是应用更快的一次性联想学习规则来解决空间导航问题。最近对人类的研究将这些机制与决策联系了起来，其中无模型选择指导基于路线的导航，基于模型的选择指导基于地图的导航。

参与空间导航和记忆形成的大脑结构也参与了学习。在空间导航过程中，学习可以首先作为将记忆与奖励和惩罚信号联系起来的试错过程。随着经验的积累，认知地图形成，并可被用于推断有用的空间信息。这种适应过程利用以前的经验来改善未来选择的结果，使用在大脑不同区域实施的不同策略。尽管需要更多的研究来阐明导航和学习系统之间相互作用的神经科学细节，但该领域已取得了不少进展。例如，基于路线的导航，其基础涉及编码感觉动作关联的大脑结构如纹状体。具体来说，感觉信息从相应的皮质区域到达背侧纹状体，然后映射至黑质网状部，继而接收来自致密部（SNc）和腹侧被盖区（VTA）的投射。奖励信号被认为来源于 VTA。因此，假设腹侧纹状体接收来自 SNc/VTA 和海马体的直接输入，位置和奖励信号之间的关联性在后一种结构中进行。

空间导航的模型目标可以分为描述性、机械性或规范性的。描述性模型的目标是描述系统的功能，通常是再现实验数据。机械性模型则解释了如何使用的过程和机制来解决空间导航问题。规范性模型的目标是理解为什么大脑可能以特定方式解决空间导航问题。

深度学习网络可以成功地执行感知任务，但对导航等复杂行为任务的研究较少。现实生活中导航的一个关键是通过根据方向和行驶距离计算每一步的位移来估计每一步后的位置，这个过程称为路径整合。神经科学家、认知科学家、机器人专家都认为这个过程对于生成环境认知图谱至关重要。认知图谱（cognitive atlas）是对认知过程进行形式化表征的结构，旨在使用基于网络的协作来更好地对该领域进行概念性描述。

随着人工神经网络（ANN）技术的发展，ANN 也被用于解决空间导航的空间表征。有学者训练了一个循环神经网络（RNN）来执行一系列需要自定位和映射的空间导航任务，这是机器人导航中经过充分研究且有用的特性。研究结果表明，受训网络利用的表征类似于生物空间导航系统的特征，如在环境之间重新映射的位置细胞。同样地，另一项研究展示了如何使用 RNN 智能体解决空间导航任务来研究此类网络使用的空间表征。研究发现，在经过训练的 RNN 中有一个类似网格单元的空间表征，其使用六边形周期性活动模式来跟踪智能体在环境中的位置。该网络利用的空间表征没有像其他模型那样结合原始感官输入和运动信号，相反，这种表征形式的出现是因为整合了提供给网络的速度和方向信号以及在用于训练网络的成本函数中实施的代谢限制。

目前，大多数深度学习方法都使用有限的关于脑细胞如何计算信息的知识库，例如，神经元类型的丰富性、网络拓扑结构或神经调节剂提供的额外动力、局部和远程突触连接的结合均可能会提高人工智能方法的能力或减少其局限性。源自 ANN 的表征的一个重要方面是它们的稳健性。在训练数据或计算单元中引入可变性或"噪声"可以塑造它们表征的属性，在空间导航中，这种可变性有助于出现类似于内侧颞叶中发现的空间表征的稳健表征。目前已提出了对环境可变性、噪声传感器和这些新兴空间表示的执行器的鲁棒性对于生物系统导航的效率至关重要。

医工结合的范例还有很多。例如，使用集成学习模型来从源于车载记录设备的自然驾驶数据中选择驾驶变量，可预测老年驾驶员轻度认知障碍和痴呆的发生，其准确率可达 96%[18]。

神经科学和计算算法等学科的发展以及人机交互的增强加快了人工智能发展的步伐。在未来，可能几乎所有的临床医生都将使用人工智能技术，特别是深度学习。深层神经网络（deep neural networks，DNN）可以帮助解释医学扫描、病理切片、视网膜图像、心电图、内窥镜检查，以及皮肤损伤、面部和生命体征。医工结合的交叉发展模式也将产出越来越多的人工智能产品。

第三节

人工智能开发过程中面临的挑战

人工智能已经越来越多地融入了我们的生活，并逐渐在专业领域扮演越来越重要的角色。在生活中，它为我们带来了很多便利；在科学研究中，它帮助我们更高效地实现了很多之前无法实现的目标；作为医学这样一个需要高度专业性及经验的领域，它需要被更谨慎地验证与使用，也需要经过更多的伦理学考量和设定更多的规则。人工智能的开发也面临了很多挑战，等待人们去寻找解决方案。

训练数据

医学人工智能的发展需要大样本、高质量并覆盖不同人群来源的数据来进行模型训练和测试验证。目前，很多领域的研究仍处于相对空白阶段，缺乏足够证据来进行模型开发和验证，这为 AI 的开发带来了一定的困难。虽然新的机器学习及人工智能模型对数据的类型和分布没有很高的要求，但是它们需要更大量的数据来分析建模。面对如此高的数据需求，多医疗机构合作及资源共享可能成为一种选择。但这样的选择同样需要面临很多挑战。例如，患者的信息多种多样，在各个医疗机构以各种形式存在。这些资料的检测方法、检测标准以及检测质量各不相同，因此为汇总后标准的统一带来了一定的困难。数据共享也需要更加完善的法律法规以及规章制度来满足伦理道德的要求。

医学数据的高质量收集需要多个环节的质量控制。在数据采集的过程中，采集方式因人而异，仪器也各不相同，故为数据质量的恒定性带来了一定的挑战。而如果数据的采集不合格，则会对 AI 建模及其后续辅助的精准医疗带来巨大的影响。**AI 模型使用的数据库庞大，而来自人体的影响因素、偏倚及噪声会对后续的开发造成极大的影响。因此，需要运用专业的医学知识对这些数据进行筛选。**此外，医学数据充满复杂性，种族、基因组特征、生活地区、生活习惯等各种因素与疾病的概率密切相关，将单一地区采集的数据建模，将很难适用于其他地区。因此，医学 AI 在未来需解决的问题之一是模型的普适性。跨区域合作、采用规范化采集流程，并加强数据质量监督可能均为潜在的解决方法。此外，大量专业人才参与各医疗机构统一化标准数据库的建立也有望改善这些问题。

在医学人工智能模型被开发后，需经过包括大型临床试验在内的严格验证方可投入临床，因此对其安全性和有效性进行评估尤为重要。这需要通过大规模、多中心的高质量临床试验来实现。在现实发展中，较低的数据利用率和不完善的共享原则均限制了其发展的脚步。模型的拟合不足或过拟合时有发生。

在人工智能模型被验证过后，如何进行推广，令医务工作者和大众对其产生信任和接受也面临着挑战。虽然目前产生了越来越多的医学 AI 产品，但这些产品的应用场景比较散在，很难互通以使效率和利用度最大化。与其他领域 AI 的应用相似，对于具备高度专业知识的医学工作者，由于"黑匣子"效应，结果推导过程的不可解释性使它在医务人员中的接受度有待进一步提高。此外，除在其他领域中 AI 面临的道德与伦理问题，由于医学的特殊性，医学领域的 AI 发展还面临更多的伦理道德挑战。此外，目前尚缺乏完善的管理办法来对 AI 医疗产品进行不良事件的界定、收集及上报，而不妥善的处理会加剧公众对 AI 产品的不信任。

专业性

人工智能只能根据输入数据做出判断，而人脑可以提出创新的想法来解决简单或复杂的问题，这是多数人类发明创造的基础。将来，我们可能会看到更强大的聊天机器人，具有更高级的功能，然而，它们似乎无法取代人类的大脑，在使用人工智能语言模型生成的文本进行临床决策时，重要的是要谨慎行事并仔细评估所提供的信息。虽然像 GPT 这样的语言模型在自然语言处理任务中显示出巨大的前景，但它们并不完美，可能会出错或产生误导性的不准确的信息。当向 ChatGPT 提出这个问题时，它回答道："作为一个人工智能语言模型，我被设计为根据从我接受训练的输入数据中学到的模式和关系来生成文本。虽然我可以生成与科学证据和临床决策相关的文本，但需要特别注意的是，我不能替代专业的医疗建议、诊断或治疗。"因此，**像 GPT 这样的人工智能语言模型可以用作辅助的工具，但绝不能成为信息或指导的唯一来源。**

在高度专业且关乎生命的医学行业，人工智能可以在多大程度参与到医学实践中？我们是否可以信任它为临床决策提供的科学证据呢？传统的证据综合实践包括文献检索、批判性评估、数据收集和多项研究结果的结合，经历这些过程后方能对特定的临床问题给出基于证据的答案。ChatGPT是否可以取证据综合实践有待进一步的验证。目前，人工智能在医学领域应用最多的是医学影像分析。然而，它在临床中的应用仍受到诸多限制，例如，它不能提供医生可以提供的床旁诊断和治疗；它不能向患者表达关心和同理心。对于复杂疾病或不明确的症状，仍然需要真正的医生结合患者的病史形成评估和判断，最终给出诊断和治疗方案。此外，医学中已经应用的人工智能通常比较单一，即只执行一个特定的识别任务。例如，对于肋骨骨折的自动检测可能会忽略可能存在的肺部病变，而在人工阅片时，放射科医生则会对一张图像上的所有潜在问题进行搜索与排除。

因此，在医学这样关乎生命的关键性问题上，我们仍然需要人类的投入和干预。 在做出临床决策时应始终咨询合格的医疗专业人士，并借助同行评审的科学文献进行指导。临床医生应该考虑人工智能搜索的局限性，并将其与标准证据综合实践结合使用，而不是替代标准证据综合实践。人工智能如果想完全替代医生，则必须做到精准医疗。最终仍然需要医生以审核者、决策者和设计者的角色来参与。

与现有医疗系统的不协调性

目前，大部分医疗机构仍在使用传统电子健康记录系统，而这些系统本身无法进行机器学习。飞速发展的医学知识及医疗数据的海量增长使系统的手动更新维护变得非常困难。新技术的引进将改变医疗机构已有的完整流程，这为现有系统的更新带来了巨大的困难，因此在实际操作中很难在医疗机构中开展。在未来，主流医疗机构合作的意愿以及相关辅助流程的优化，将是科技服务是否可以被医疗系统张开双臂欢迎的重要决定点。

机器学习需要大量的数据。不同医院的数据可能存在各种差异，导致基于一家或几家医院的数据训练的模型事实上可能很难被其他医院所用。因此，**人工智能产品的开发需要更多医院的联合以改善其普适性**。此外，大部分医学 AI 仍处于试验阶段，距离具体的临床落地还有一段距离，医学智能产品通过国家药品监督管理局（NMPA）认证应用于临床的较少。因此，其在医疗行业的深度融入还有很长的路要走。

医疗需要医务工作者、患者、设备技术、医院、监管部门等共同参与。人工智能技术的加入需要重新建立一套可信、可靠、高质量与高效率的医疗系统。它的运转和完善需要政策、科研、技术、应用和产业的协同。

技术难点

需要注意的是，深度学习并不像人一样对事物进行理解和认知。它不擅长表示不确定性，且容易被对抗样本欺骗。此外，它还需要大量高质量标注的数据，并需要消耗大量的计算资源来运行，产生大量的能耗。现在的人工智能尚处于初级阶段，不具备更多交互的功能，也未进入主动进行智能决策的阶段。因此，目前的 AI 更多地被应用于图像辅助分析识别等不需要与患者沟通的工作。技术难点在于 AI 专业知识的可信度，以及其执行的职责范围的规定。罕见疾病或罕见情况由于发生率极低，故常常未被纳入通用医疗人工智能的开发当中，被称为"看不见的长尾挑战"。在这样的情况下，需要根据情况做出合理解释。目前的人工智能尚不具备这样重要的能力，因此，这也是未来医学模型发展的重要方向。医疗系统、患者人群以及临床操作的差异均可导致数据集偏移，导致在实际操作中 AI 的性能和表现较开发时变差。因此，为了根据公认标准来建立更好的算法机制，需临床医生与人工智能开发人员协作，保持开发的透明度，并进行适当的监控。

技术奇点

技术奇点也称为强 AI 或超级智能，指任何在几乎所有领域都远超最强人类大脑的智力，包括科学创造力、一般智慧以及社交技能。人们对于奇点最终将到来的恐惧由来已久。随着 AI 技术以比预期更快的速度发生飞升，对于奇点的担忧再一次成为大众焦点。

第四节
人工智能的未来展望

未来可能会是什么样的？想象一下这些场景：当一个人感到悲伤时，智能家居将自动识别他／她的情绪，根据他／她的偏好调节光线、声音和温度，并开启心理关怀模式与他／她交流。人们走进诊室的一刻，他们的医疗档案就已经准备就绪，AI 在初步问诊后安排好所有检查的时间。AI 自动分析临床记录并自动生成检查报告交给人类医生。在进行面对面会诊后辅助医生制订治疗方案，并负责为患者提供需要的信息及完成配药等步骤。远程医疗及数字监测也将提高人们对自己的纵向健康管理。

这些场景只是未来一切可能的两个缩影。现在，AI 正在以前所未有的速度发展着，并不断展现新的可能方向。基于大数据的深度学习已经逐渐和知识图谱等技术进行多重结合并不断进化。自主智能装备逐渐涌现，跨媒体智能逐渐兴起，基于网络的群体智能也已经出现萌芽。重要的是，人工智能似乎已经准备好了向新的台阶迈进。

类脑研究

类脑研究探索人脑的计算模式，而后应

用于人工智能领域来构建类脑计算系统。它通过借鉴人脑的信息处理方式、模拟神经系统并构建虚拟超级脑，或通过脑机交互来构建以虚拟脑和生物脑为基础的脑机一体化超级大脑。虽然 MRI、聚焦超声神经调控技术、经颅直流电刺激、化学／光遗传学等均得到了迅速发展，对大脑的观测及调控的方法仍然比较单一，对于大脑全局信息加工的认识仍然比较粗浅，其处理信息的数学原理与计算模式尚不完全清楚。因此，目前的类脑研究仍停留在初级阶段，主要集中在类脑模型、类脑芯片和类脑神经网络算法等领域。在未来的发展中，了解大脑信息的输入、传递和输出机制仍是类脑研究的核心内容。而类脑器件、则是有待突破的关卡。大脑具有复杂的结构，对脑机接口的开发和完善仍存在脑机间的巨大差异，脑机交互效率低、融合难度大等挑战。但随着未来科学和技术的发展，这些难点的突破将使我们迈入类脑时代。

通用型人工智能

通用型人工智能（artificial general intelligence，AGI）是在广泛的环境中自主有效地实现复杂目标的非生物能力，是在人类智能水平上产生智能行为的能力。AGI 是类人通用智能的人工实例化，也是人工智能领域的制胜法宝。通用型人工智能应能够在广泛的任务和环境中自动高效地识别和提取其操作和学习过程的最重要特征，并构建可以执行人类可以执行的任何智力任务的机器。因此，人们在 AGI 领域不断研究如何让计算机更好地完成那些只有人类才能做的事情，比如思考创造性的解决方案，灵活地使用环境和背景信息，使用直觉和感觉，真正"思考和理解"的能力，或将情感纳入（道德）考虑中来。

AGI 的研发一直备受争议。从操作层面上讲，我们如何将任意智能体的行为分类为智能与否的定义也缺乏共识。尽管观点不同，有一个共识被达成，即智能需要大脑。如果我们接受这个前提，那么为了理解人类智能或人工智能，我们就必须研究大脑。从"没有免费的午餐"（*No Free Lunch Theory*）的角度来看，为了构建 AGI，我们有必要先学习人脑数据效率的原理。算法在特定领域的学习效率主要来自算法对该领域的假设和归纳偏差，并且没有一种算法可以在所有问题上都有效。算法做出的假设越多，学习就越容易，但是假设越多，可以解决的问题数量就越少，这意味着大脑的普遍性和效率必须限于某些类别的问题。这包括人类擅长用他们的感觉器官有效解决的问题以及通过使用新型传感器从这些原理到其他领域的任何概括。

为了构建 AGI，我们需要问以下问题：哪些基本假设既可以具体到使学习在合理的时间内可行又足够通用以适用于一大类问题？我们的大脑证明了这样一套假设的存在。但是，究竟应该如何研究大脑以寻找归纳偏差和一般智力原则？应该首先研究哪个大脑？我们是否应该从更简单的生物开始（如蠕虫和苍蝇），然后再逐步过渡到人类？即使对于哺乳动物的大脑，神经科学中也有一系列令人眼花缭乱的实验结果。从单个神经元的生理学到数百个细胞的微电路，再到跨越多个脑区的智力的心理物理相关性，研究覆盖了不同的层次。目前尚不清楚这些见解中哪些与机器学习和人工智能相关，因为一些观察可能与实施基础或对硬件数量的任意限制有关。

从进化史的角度看，通用智能是通过新皮质的出现来实现的，它不是通过专门的电路来聚集，而是能够构建丰富的模型。这样一个模型如果能够以适合上下文的方式进行查询才能符合通用智能的要求。AGI 的特点是它并不是在每一项任务上都表现出色，而是可以能够普遍完成广泛的任务。

然而就如一开始提到的，AGI 的开发一直备受争议。从实用的角度来说，有人指出 AGI 通常没有必要，因为许多复杂问题也可以通过使用多个简单的人工智能来有效解决。从长远的角度来看，AGI 能够带来的利和弊将是一场长期的辩论。

通用医疗人工智能

目前，已有学者提出通用医疗人工智能（GMAI）的概念。通用医学 AI 模型是一类高级医学基础模型，它取代了特定任务模型，适用于各种医学应用。GMAI 可以使用各种数据模态作为输入，也可以输出各种模态的数据。使用这样的范式，可以灵活结合临床、实验室检查、基因组信息以及医学文本。此外，输出的形式也多种多样，包括自由文本解释、口头建议或图像注释等。与传统的医学 AI 相比，GMAI 模型无须训练，故简单地将新任务解释给模型即可令其解决之前未见过的问题。重要的是，GMAI 模型将正式理解医学知识，利用非定向任务进行推理之前未见的任务，并用医学术语准确地解释输出结果。

大模型是新一代的人工智能模型，它通过对大量不同数据集的训练来被应用于多个下游任务。以实际来说，很难在医疗领域获得多样化的大样本数据，因此医疗人工智能尚未得到广泛应用。目前的医疗 AI 主要用于特定任务的执行，故这些模型无法完成其他任务。最新的大模型有望打破这种定式，它可接收不同数据模态的组合，包含多模型架构和无须显示标签的无监督学习技术，如语言建模、对比学习以及上下文学习等。它可以灵活交流，允许用户随意提问，并自定义输出格式，这些自定义查询还可以回答具体的问题。GMAI可以利用知识图谱推理概念，或根据现有数据库检索的相关上下文，从而做出临床推断。在未来，GMAI有望出具影像报告并在影像科医生的整个工作流程中提供支持。它可以草拟影像报告并结合病史及影像结果为医生提出建议。Grad-CAM等方法已可以实现无须标记数据的无监督学习。它还可以执行可视化任务，以口头提醒的方式提供有效信息，在遇到罕见病例时协助文献查阅，或在操作者出现操作偏差时发出提示。此外，GMAI还可以通过解剖学知识来解构操作中遇到的情况。GMAI还可以扩展现有的基于AI的早期预警系统，更详细地提供临床解释和护理建议，从而提供床旁支持。通用模型要能够从原始数据中总结患者的当前状态，预测未来可能的状态，并根据现在的治疗指南和相关政策来推荐治疗决策。还可以将语音数据和电子健康记录的信息结合来生成自由文本注释或报告。从医患沟通的角度，GMAI还可以为患者提供详细的建议和解释，提供给患者可听或可读的具体而清晰的信息。面对医生，GMAI可以初步起草电子病历、出院报告等文档，以方便医生审阅、编辑和确认，节省了时间。此外，GMAI还可以根据提示完成蛋白质序列的开发。它可以生成氨基酸序列及其三维结构，并可以利用丰富的生物医学知识参与蛋白质设计接口，从而完成从文本到图像的模型生成过程。目前的Stable Diffusion和DALL-E均可提示生成的蛋白质氨基酸序列及其三级结构。

在 GMAI 的研发过程中，需考虑其是否可以准确识别语音、理解医学术语或缩写，还需要保证输出的内容简单明了，在用非专业语言向患者解释时不牺牲内容的准确性。此外，向患者提供的信息需要准确无误，避免因错误数据造成的错误建议。

大脑阅读

大脑阅读可用于预测累犯的风险或通过推断一个人在犯罪时的精神状态来辅助进行刑事责任的归因。尽管目前的发现令人印象深刻，但大脑阅读仍处于起步阶段。从大脑活动中解码出来的信息往往比较初级，需要参与者的合作。大脑阅读的进一步发展受到试验设计和开发为机器所需的成本和技术专长的限制。尽管如此，鉴于大脑阅读有可能在未来成为一项强大而普遍的技术，发展的重要考量是要避免延迟谬误，即对新兴技术影响的讨论滞后于技术前沿。

量子计算机

计算硬件的相关发展是量子计算的兴起。量子计算机使用量子物理理论来存储和分析数据。与使用二进制（开 / 关）系统来表示数据的传统计算机不同，量子计算机使用的量子位可以在任何给定时间点处于多种状态。Google 的科学家在 2019 年发表在《自然》杂志上的文章称，他们的名为"Sycamore"的量子处理器可以在 200 秒内解决一个问题，而传统超级计算机需要 1 万年才能解决这个问题。他们将此称为"量子霸权的实验实现"[19]。研究人员得出结论，"作为这些发展的结果，量子计算正在从一个研究课题转变为一种可以释放新计算能力的技术"并且"我们距离有价值的近期应用只有一个创造性的算法"。量子计算机最终可能有能力解决传统计算机无法解决的人工智能问题，这可能会导致 AI 能力的范式转变和阶段式变化。

元宇宙

元宇宙（metaverse）是指基于 AI、区块链、云计算、数字孪生以及扩展现实等技术所创造的平行于现实世界运行的虚拟世界。它独立于现实世界，但与现实世界互通。人们可以在其中拥有一个或几个身份，并进行工作和社交，并且拥有高度拟真的感官体验，社交链也随之转移和重组。从客户端进入元宇宙后可以拥有难以计数的资源。此外，元宇宙还将是有序、安全且稳定的。元宇宙愿景的实现可能还需要克服很多技术、伦理等多层面的问题。

其他进展

在未来，"不确定性推理"可能将成为人工智能发展的方向之一。它从不确定的初始证据出发，运用不确定性知识，最终推出具有一定不确定性但合理的结论。这将更接近人类大脑处理日常事务的方式，也是我们希望人工智能可以实现的内容。

除了硬件方面的改进，AI 领域还见证了支持 AI 操作的软件框架的快速增长。流行框架的示例包括 PyTorch、Tensorflow、Keras 和 Caffe。在 Python 和 R 等环境中使用这些框架，研究人员可以相对快速地设计和（或）调整计算学习算法，通常无须深入研究算法的底层细节。这些人工智能框架已经并将继续发挥重要作用，促进人工智能技术在物理、自然和社会科学领域的传播。我们还看到通过图形用户界面（GUI）交付的无代码 AI 软件工具的出现。英国 Moorfields 眼科医院的一个研究小组最近评估了用于训练的来自亚马逊、苹果、Clarifai、MedicMind 和微软等公司的机器学习算法的无代码人工智能工具，无代码深度学习（code-free deep learning，CFDL）软件用于医学图像的分类。他们得出的结论是，CFDL 平台有可能改善临床医生和生物医学研究人员获得深度学习的机会，并代表着人工智能民主化和工业化的又一大进步。此外，大众市场软件工具 Microsoft Excel 和 Microsoft Power BI 等越来越多的用户可以使用无代码机器学习功能来执行常见任务。

用于 AI 计算的开放访问框架得到了大量且越来越多的平台的支持，这些平台支持知识共享。示例包括 GitHub、Bitbucket、SourceForge、Gogs、Gitbucket、AWS CodeCommit、Beanstalk、Phabricator、Gitea、Allura、Rhodecode、CodeGiant、Cloud Source Repositories（由 Google 提供）、Azure DevOps Services、Google Developers 和 Trac。还有很多其他这样的平台。这些强大的信息资源可以加速并帮助科学家开发人工智能软件代码。大量的资料和不断改进的搜索工具使软件开发人员能够找到代码片段、库或数据集，以快速解决他们正在处理的问题。这些平台还促进了问答式讨论，软件开发人员可以在其中向社区寻求帮助。此外，还有 Kaggle 和 ImageNet 等平台举办人工智能专家访问数据集和解决问题的竞赛。这些平台上的竞赛已经在许多领域快速追踪人工智能问题的解决。总的来说，这些开放获取资源将极大地推动人工智能在不同科学领域的应用。

总结

　　人工智能已经开始应用于各个行业。从一开始的简单计算到具备一定的学习能力，现在的 AI 已经朝着像人类一样独立思考并进行决策的方向发展。目前的 AI 已经逐渐融入各行各业。医疗行业是一个对专业度有很高需求的行业，且与生命和健康相关，所以对人工智能的接受是谨慎而缓慢的。在众多人工智能普遍存在的问题，如技术难点、道德与伦理等，医务人员和 AI 的开发人员存在不同的观点可能是需要加以解决的主要原因之一。例如，临床医生更关注模型是否具有临床和理性，模型的开发是否是基于临床研究以及循证医学。此外，他们也更注重来自患者的特定信息。双方的沟通与讨论可能会推进实用性医学人工智能的研发。

　　但需要指出的是，尽管医疗机构对于 AI 的接受相对谨慎，它在医学领域的应用已经取得了一定的成绩，并在很多领域展现了广阔的前景。对于它的研发，最主要的挑战在于可用的大样本高质量数据，以及如何与现有医疗系统相协调。

　　在不久的将来，我们的生活可能因为人工智能而发生更大的变化。无人驾驶可能不仅实现在汽车上，而且被应用于航空和航海领域。脑机接口可能使更多的高位截瘫或因其他原因失去行动能力的人站起来甚至跑起来、令更多失明的人看见、失聪的人听见。在未来，AI 可能会拥有嗅觉、味觉和触觉，并产生同理心，真正做到对我们经历的一切"感同身受"。也许在未来，AI 也会产生不一样的个性和偏好，因此从事了不同的职业。

在未来的研究中，随着神经科学、计算科学等相关交叉学科的发展，我们可能会以更快的速度奔向类脑时代、人工通用智能时代，甚至是元宇宙时代。在这样的世界里，我们可能会拥有另一个虚拟的自己生活在平行的虚拟世界，在这样的世界里我们可能完成信息的收集、或进行娱乐和社交，模拟一些事件的发生。量子计算机等产物的出现可能为人工智能的发展提供了加速，而人类的想象力和创造力则为其插上了翅膀。

　　面对着崭新而庞大的知识体系，面对着飞速发展的科技给生活带来的改变，有的人开心，有的人担忧。无论情愿与否，当我们飞速奔向人工智能的新纪元时，我们准备好了吗？答案或许是一个空格，而内容等待着你我去填写。

参考文献

[1]   Bienefeld N, Boss J M, Luthy R, et al. Solving the explainable AI conundrum by bridging clinicians ' needs and developers' goals[J]. NPJ Digit Med, 2023, 6(1): 94.

[2]   Keel S, Lee P Y, Scheetz J, et al. Feasibility and patient acceptability of a novel artificial intelligence-based screening model for diabetic retinopathy at endocrinology outpatient services: a pilot study[J]. Sci Rep, 2018, 8(1): 4330.

[3]   Lam C, Yu C, Huang L, et al. Retinal lesion detection with deep learning using image patches[J]. Invest Ophthalmol Vis Sci, 2018, 59(1): 590–596.

[4]   Lo-Ciganic W H, Donohue J M, Thorpe J M, et al. Using machine learning to examine medication adherence thresholds and risk of hospitalization[J]. Med Care, 2015, 53(8): 720–728.

[5]   Zou Q, Qu K, Luo Y, et al. Predicting diabetes mellitus with machine learning techniques[J]. Front Genet, 2018, 9: 515.

[6]   Berman M A, Guthrie N L, Edwards K L, et al. Change in glycemic control with use of a digital therapeutic in adults with type 2 diabetes: cohort study[J]. JMIR Diabetes, 2018, 3(1): e4.

[7]   Khosravi P, Kazemi E, Zhan Q, et al. Deep learning enables robust assessment and selection of human blastocysts after in vitro fertilization[J]. NPJ Digit Med, 2019, 2: 21.

[8]   Letterie G, Mac Donald A. Artificial intelligence in in vitro fertilization: a computer decision support system for day-to-day management of ovarian stimulation during in vitro fertilization[J]. Fertil Steril, 2020, 114(5): 1026–1031.

[9]   Hariton E, Chi E A, Chi G, et al. A machine learning algorithm can optimize the day of trigger to improve in vitro fertilization outcomes[J]. Fertil Steril, 2021, 116(5): 1227–1235.

[10] Ludwig C A, Perera C, Myung D, et al. Automatic identification of referral-warranted diabetic retinopathy using deep learning on mobile phone images[J]. Transl Vis Sci Technol, 2020, 9(2): 60.

[11] Staropoli P C, Gregori N Z, Junk A K, et al. Surgical simulation training reduces intraoperative cataract surgery complications among residents[J]. Simul Healthc, 2018, 13(1): 11–15.

[12] Zhao Z, Chen Z, Voros S, et al. Real-time tracking of surgical instruments based on spatio-temporal context and deep learning[J]. Comput Assist Surg (Abingdon), 2019, 24(sup1): 20–29.

[13] Morita S, Tabuchi H, Masumoto H, et al. Real-time extraction of important surgical phases in cataract surgery videos[J]. Sci Rep, 2019, 9(1): 16590.

[14] Tuzoff D V, Tuzova L N, Bornstein M M, et al. Tooth detection and numbering in panoramic radiographs using convolutional neural networks[J]. Dentomaxillofac Radiol, 2019, 48(4): 20180051.

[15] Caruso S, Caruso S, Pellegrino M, et al. A Knowledge-based algorithm for automatic monitoring of orthodontic treatment: the dental monitoring system[J]. Two Cases. Sensors (Basel), 2021, 21(5): 1856.

[16] Shen K L, Huang C L, Lin Y C, et al. Effects of artificial intelligence-assisted dental monitoring intervention in patients with periodontitis: a randomized controlled trial[J]. J Clin Periodontol, 2022, 49(10): 988–998.

[17]   Lee J S, Adhikari S, Liu L, et al. Osteoporosis detection in panoramic radiographs using a deep convolutional neural network-based computer-assisted diagnosis system: a preliminary study[J]. Dentomaxillofac Radiol, 2019, 48(1): 20170344.

[18]   Di X, Yin Y, Fu Y, et al. Detecting mild cognitive impairment and dementia in older adults using naturalistic driving data and interaction-based classification from influence score[J]. Artif Intell Med, 2023, 138: 102510.

[19]   Arute F, Arya K, Babbush R, et al. Quantum supremacy using a programmable superconducting processor[J]. Nature, 2019, 574(7779): 505–510.

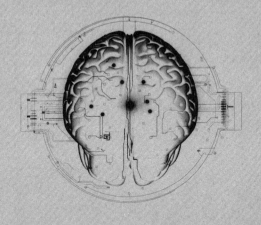

附　录

附录 A

▽ 人工智能
artificial intelligence，AI

具有特定或一般目标的人造系统的属性，以及感知和处理来自环境的信息的能力。这些智能机器充满了从经验和历史数据中学习，分析周围环境并采取适当行动来实现其目标的能力。

▽ 杏仁核
amygdala

是位于颞叶的杏仁状结构，位于钩状核下方。它位于海马结构的前缘和侧脑室下角的前面。在那里，它与杏仁核周围皮质融合。杏仁核是边缘系统的组成部分之一，结构复杂多样。

▽ 脑机接口
brain-machine interface，BMI

可以定义为基于一些计算神经科学理论将大脑与此类外部设备（如计算机、机器人等）连接的接口。它是一种将神经元信息转换为能够控制如计算机或机械臂等外部软件或硬件指令的设备。它经常被用于运动或感觉障碍患者的辅助生活设备。

▽ 人工神经网络
artificial neural networks，ANN

模仿了生物神经元相互传递信号的方式，是机器学习的一个子集，也是深度学习算法的核心。它由节点层组成，包含一个输入层、一个或多个隐藏层和一个输出层，是可以用来对不同数据之间的复杂关系进行建模的自适应非线性系统。

▽ 听觉感知
auditory perception

指的是意识到声音并给这些声音安置意义。它涉及一系列复杂的步骤，其中耳朵和听觉神经系统的几个部分和谐地工作。

▽ Broca 区
broca area

位于优势半球的额下回后部，位于 Brodmann 44 区和 45 区，对语言至关重要。该区域的主要功能是语言的产生和理解，它对语言的重复、手势的产生、句子的语法和流畅性，以及对他人动作的解释也是必要的。

基底神经节
basal ganglion

是在大脑新皮质深处的一簇核团。它具有与奖赏和认知相关的多种功能，但主要与运动控制有关。基底神经节的最大组成部分是纹状体，包括尾状核、豆状核、丘脑底核和黑质。

卷积神经网络
convolutional neuronal networks，CNN

类似于前馈网络，但通常用于图像识别、模式识别和（或）计算机视觉。这些网络利用线性代数的原理，特别是矩阵乘法，来识别图像中的模式。

深度学习
deep learning，DL

是一种具有三层或更多层的神经网络，是机器学习的一个子集。它可用于训练大型多层人工神经网络的参数，以将训练数据映射到所需的标签或动作。

深部脑刺激
deep brain stimulation，DBS

包括在大脑的特定区域植入电极，这些电极产生电脉冲来调节异常的脉冲，或者电脉冲可以影响大脑中的某些细胞和化学物质。

数字孪生
digital twins，DT

也称为数字映射，是现实世界中实体对象或系统的虚拟仿真。数字孪生体从本体的实时数据及外界环境的变化中不断更新，并利用动态模拟、机器学习和推理来帮助决策及设计解决方案以改善其物理对应物。

具身机器人
embodied robots

指物理存在并与人类用户共同位于空间中的机器人。将这些与虚拟代理或语音代理进行比较，根据此定义，它们不被视为具身。

前馈神经网络
feed-forward ANN

是一种节点之间的连接不形成循环的人工神经网络。在这个网络中，信息只向前移动，从输入节点通过隐藏节点再到输出节点。

生成对抗网络
generative adversarial network，GAN

由生成网络和判别网络两部分构成，通过两者之间的对抗训练以相互博弈的方式进行学习并达到优化目的，它是一种属于无监督学习的深度学习模型。

生成型人工智能
generative artificial intelligence，GAI

是人工智能的一个子领域，其中计算机算法用于生成与训练数据相似的新内容，包括文本、图像、图形、音乐、语音、视频、音频、计算机代码或其他合成数据。它利用大型数据进行训练，学习数据的本质规律和概率分布，并在出现提示时生成统计上可能的输出。

生成型预训练转换器
generative pre-trained transformers，GPT

是一系列使用转换器架构的神经网络模型的统称，并使用涉及预训练和微调的两步过程进行训练。这是人工智能为 ChatGPT 等生成型人工智能应用程序提供发展动力的关键性进展。GPT 模型使应用程序能够创建类似人类的文本和内容（如图像、音乐等），并以对话的方式回答用户提出的问题。

全局工作空间理论
global workspace theory，GWT

是一种意识认知模型，其中大部分为用于特定功能的专门模块和连接这些专门模块的长距离连接。在 GWT 中，快速专用模块的输出被播撒开来并在这些不同模块之间共享。共享信息的模块网络称为全局工作区，被认为允许系统通知协调来自专用模块的信息来解决新问题。

人类智能
human intelligence，HI

可以定义为关于人类价值观、责任、同理心、直觉或对另一种生物的关心的关联性隐性知识合集，这些知识无法通过算法被轻松描述或执行。人类智能包括了使我们能够思考、从不同经验中学习、理解复杂概念、应用逻辑和推理、解决数学问题、识别不同模式、做出决策、保留信息以及与人类同胞交流等多种能力的综合体现。

▼ 海马
hippocampus

是侧脑室颞下角内海马旁回内灰质组织的凸起。呈弧形，矢状向，前段扩张，后段狭窄。海马是边缘系统的一部分，与记忆巩固、空间导航及其他功能相关。

▼ 人机交互
human-robot interaction，HRI

是一个多学科研究领域，旨在理解、设计和评估人类与机器人的交互。人机交互研究涵盖了人机交互的所有种类，包括工厂装配机器人、机器人假肢、无人机及为社交目的而设计的机器人。

▼ 边缘系统
limbic system

是一组大脑结构，主要由杏仁核、海马、丘脑、下丘脑、基底神经节及扣带回组成。边缘系统参与多种功能，如情绪、行为、动机、长期记忆及嗅觉。

▼ 热认知
hot cognition

指情感和社会认知，包括心灵理论，它与冷认知形成鲜明对比，在冷认知中，信息的处理与情感参与无关。

▼ 长短期记忆
long short-term memory，LSTM

网络是一种循环神经网络，能够学习顺序数据中的长期依赖关系，这使得它们非常适合语言翻译、语音识别和时间序列预测等任务。

▼ 元学习
meta-learning

指学习如何学习的能力，如学习调整现有学习算法的超参数，以及如何利用现有模型和知识有效地解决新任务。它被认为是构建更通用形式的人工智能的关键要素之一，它可以学习执行各种任务，而不必从头开始学习它们。

☑ 多层感知器
multi-layer perceptrons，MLP

或称前馈神经网络，由输入层、一个或多个隐藏层及一个输出层组成。它们是计算机视觉、自然语言处理和其他神经网络的基础。

☑ 机器学习
machine learning，ML

是一种使机器能够将高维输入数据转换为低维输出的方法，将其函数参数化，并优化参数以最好地接近此转换，并且通过调整基于标签的参数（也称为训练数据）来优化此类转换，这其中涉及示例转换的呈现。

☑ 自然语言处理
natural language processing，NLP

是人工智能的一个分支，使计算机能够以与人类大致相同的方式理解文本和口语。它将计算语言学（基于规则的人类语言建模）与统计、机器学习和深度学习模型相结合。这些技术使计算机能够以文本或语音数据的形式处理人类语言，理解其全部含义，并完成说话者或作者的意图和情感。

☑ 神经元
neurons

是大脑和神经系统的基本单位，这些细胞负责接收来自外界的感觉输入，向肌肉发送运动指令，并在每一步之间转换和传递电信号。神经元主要由胞体、轴突和树突组成。

☑ 类器官
organoids

是组织工程化的基于细胞的体外模型，概括了相应体内组织的复杂结构和功能的许多方面。类器官来源于多能干细胞或组织驻留的干细胞或祖细胞，或来自健康或患病组织的分化细胞，可用于诊断、疾病建模、药物研发和个性化医疗。

☑ 类器官智能
organoid Intelligence，OI

是利用人类脑细胞（脑类器官）的3D培养物及脑机接口技术来开发生物计算的新兴多学科领域。

⌄ 感知器
perceptron

是生物神经元的数学模型。在实际神经元中，树突接收来自其他神经元轴突的电信号，而在感知器中，这些电信号表示为数值。在树突和轴突之间的突触处，电信号被调制成不同数量。这也在感知器中通过将每个输入值乘以权重来建模。实际神经元仅在输入信号的总强度超过某个阈值时触发输出信号。通过计算输入的加权和来表示输入信号的总强度，并在总和上应用阶跃函数来确定其输出，从而在感知器中对这种现象进行建模。与生物神经网络一样，该输出被馈送至其他感知器。

⌄ 前额叶皮质
prefrontal cortex，PFC

可分为内侧、外侧和眶额叶皮质。PFC对于基于当前目标和未来计划，由协调认知和制订情感过程驱动的行动计划至关重要。额叶前部的大部分被内侧、外侧和眶表面的 PFC 所占据。

⌄ 概率生成模型
probabilistic generative model，PGM

是对原因如何产生感觉的概率描述，即观察到的数据。它是可观测数据上的联合概率分布的统计模型，并学习预测这些观测值，通常被称为预测编码和自由能原理。

⌄ 强化学习
reinforcement learning，RL

是一组算法，旨在仅从这些行为的奖励或惩罚后果的持续经验中学习行为策略（即选择行动的规则）。在强化学习中，学习的动力是最大化收益或最小化成本，而强化学习问题通常被形式化为解决单个特定任务。

⌄ 循环神经网络
recurrent neural networks，RNN

是由它们的反馈环路来识别的。这些深度学习算法主要利用顺序数据或时间序列数据来学习和预测未来结果，主要用于解决顺序或时间相关的问题，如语言翻译、自然语言处理、语音识别和图像字幕等。

▼ 反射弧
reflex arc

是一种特殊类型的神经环路，由传入（感觉）神经、一个或多个中枢神经系统的中间神经元及传出（运动、分泌或分泌 - 运动）神经组成。

▼ 监督学习
supervised learning

是机器学习和人工智能的一个子类别，其定义是使用大量标记的训练数据集对算法进行训练，以对数据进行分类或准确预测结果。数据被输入模型中，并且调整其权重以使模型被适当拟合。监督学习有助于大规模解决各种现实问题，如在收件箱的单独文件夹中对垃圾邮件进行分类。

▼ 支持向量机
support vector machine，SVM

是一种监督式机器学习模型，它使用分类、回归和异常值检测算法。它是一种有效的分类器，可用于解决线性问题，并且还支持 Kernel 方法来处理非线性问题。

▼ 支持向量回归
support vector regression，SVR

是监督式机器学习模型与相关学习算法使用的分类和回归分析，它提供了定义模型中可接受的误差量的灵活性，以便找到合适的水平线（或更高维度的超平面）来拟合数据。

▼ 敏感性
sensitivity

指实际为阳性的样本中，判断为阳性的比例。

▼ 特异性
specificity

指实际为阴性的样本中，判断为阴性的比例。

▼ 社会认知
social cognition

指通过思考和与他人互动来参与的认知过程。它旨在通过调查潜在的认知过程来理解社会现象（即人们与他人打交道的方式）。

▼ 社交机器人
social robotics

是一个术语，涵盖了与机器人相关的各种研究，旨在社交层面吸引人类，通常是在陪伴或协助的环境中。

▼ 图灵测试
Turing test

是由英国计算机科学家和数学家艾伦·图灵开发，是一种人工智能的探究方法，即人类用户探测他们正在与之交谈的计算机（或智能体）是由另一个人类用户控制还是由人工智能控制的。

▼ 心灵理论
theory of mind，ToM

是社会认知的主要组成部分，在认知心理学中，该术语是指人类思维的一组过程和功能，允许个人将心理状态归因于他人。

▼ 无监督学习
unsupervised Learning

使用机器学习算法来分析和聚类未标记的数据集。这些算法无须人工干预即可发现隐藏的模式或数据分组。模型学习识别数据集中的模式和关系而无须提前知道数据表示的是什么，它是尝试对已知类或对象的数据生成进行建模。它发现信息异同的能力使其成为探索性数据分析、交叉销售策略、客户细分和图像识别的理想解决方案。

▼ 视觉感知
visual perception

是大脑接收、解释和处理视觉刺激的能力。它让人类看到并解释他们的视觉环境。

Wernicke 区
Wernicke area

位于 Brodmann 22 区，位于优势半球的颞上回后部。Wernicke 区负责书面和口语的理解。该区域的损伤导致感觉性失语。

绿野仙踪方法
Wizard of Oz

描述了一种最常用的人机交互实验室研究的方法论方法，其中机器人的行为或反应部分或全部由人类实验室控制，而人类参与者并不知道。

附录 B

常用术语缩略语英汉对照

AGI	artificial general intelligence	通用型人工智能
AI	artificial intelligence	人工智能
ANN	artificial neural network	人工神经网络
BCI	brain computer interfaces	脑机接口
BIF	brain information flow	大脑信息流
BIS	bispectral index	脑电双频指数
BMI	brain machine interfaces	脑机接口
BN	Bayesian network	贝叶斯网络
BOLD–fMRI	blood oxygenation level dependent-functional magnetic resonance imaging	血氧水平依赖功能磁共振成像
BRA	brain reference architecture	大脑参考结构
CAD	computer aided diagnosis	计算机辅助诊断
CFDL	code-free deep learning	无代码深度学习
ChatGPT	chat generative pre-trained transformer	聊天生成预训练转换器
CLO	closed-loop optimization	闭环优化
CNN	convolutional neural network	卷积神经网络
CP	computational psychiatry	计算神经病学
CPS	cyber-physical system	信息物理系统
CTM	conscious Turing machine	意识图灵机
DBS	deep brain stimulation	深部脑刺激
DCNN	delayed cellular neural network	时滞细胞神经网络
DecNef	decoded neurofeedback	解码神经反馈
DICOM	digital imaging and communications in medicine	医学数字成像和通信
DL	deep learning	深度学习
DMN	default mode network	默认模式网络
DNN	deep neural network	深度神经网络
DT	digital twins	数字孪生
DTs	decision trees	决策树
EEG	electroencephalogram	脑电图
FMEA	failure modes and effect analysis	失效模式与效应分析
fNIRS	functional near-infrared spectroscopy	功能性近红外光谱成像
FNN	feedforward neural network	前馈神经网络
FTA	fault tree analysis	故障树分析
GAI	generative artificial intelligence	生成型人工智能
GAN	generative adversarial network	生成对抗网络

GDPR	general data protection regulation	通用数据保护条例
GIPA	generation-inference process allocation	生成－推理过程分配
GPT	generative pre-trained transformer	生成型预训练转换器
GWT	global workspace theory	全局工作空间理论
HCD	hypothetical component diagram	假设组件图
HCI	human-computer interaction	人机交互
HI	human intelligence	人类智能
HMM	hidden Markov models	隐马尔可夫模型
HRI	human-robot interaction	人机交互
IoT	internet of things	物联网
LSTM	long short-term memory	长短期记忆
LTM	long-term memory	长期记忆
MEG	magneto encephalography	脑磁图
ML	machine learning	机器学习
MLDA	multimodal latent dirichlet allocation	多模态潜在狄利克雷分配
MLP	multi-layer perceptron	多层感知器
OI	organoid intelligence	类器官智能
PFC	prefrontal cortex	前额叶皮质
PGM	probabilistic generative model	概率生成模型
RL	reinforcement learning	强化学习
RNN	recurrent neural network	循环神经网络
RPE	reward prediction error	奖赏预测错误
RRM	recursive reward modeling	递归奖励模型
sAPE	simulated others' action prediction error	模拟他人行为预测误差
SLAM	self-localization and mapping	自定位与映射
SNN	simulated neural networks	模拟神经网络
SRC	sleep replay consolidation	睡眠回放巩固
sRPE	simulated others' reward prediction error	模拟他人奖励预测误差
STM	short-term memory	短期记忆
SVM	support vector machine	支持向量机
SVR	support vector regression	支持向量回归
TPM	two-photon microscope	双光子显微成像技术
VAE	variational autoencoder	变分自编码器
WBA	whole brain architecture	全脑结构
WB-PGM	whole brain-probabilistic generative model	全脑概率生成模型
XAI	explainable artificial intelligence	可解释的人工智能

图书在版编目（ＣＩＰ）数据

人脑与人工智能 / 高建群，田莉主编. -- 上海 ：
上海科学技术出版社，2024.1
ISBN 978-7-5478-6340-4

Ⅰ．①人… Ⅱ．①高… ②田… Ⅲ．①脑科学②人工
智能 Ⅳ．①R338.2②TP18

中国国家版本馆CIP数据核字 (2023) 第185990号

人脑与人工智能

主编　高建群　田　莉

上海世纪出版(集团)有限公司
上海科学技术出版社 出版、发行
（上海市闵行区号景路159弄A座9F-10F）
邮政编码201101　www.sstp.cn
上海雅昌艺术印刷有限公司印刷
开本　890×1240　1/32　印张 9.75
字数　200千字
2024年1月第1版　2024年1月第1次印刷
ISBN 978-7-5478-6340-4 / R·2849
定价：68.00元